JN270615

ナチュラルなからだ

からだチューニングブック

季節のリズムにあった
キレイなからだをつくる
食のレシピ＆からだレッスン

南 清貴 from kiyo's kitchen

ブロンズ新社

それは、口笛を
ふきたくなるような
快適な暮らし

毎朝すっきりと目覚めていますか。
夜はぐっすり眠れますか。
ごはんはおいしいですか。
ともだちとあう日は楽しみですか。
季節のうつりかわりを感じていますか。

心地いいからだをつくることはきっと
心地いい暮らしにつながっています。
自分のからだをチューニングできるのは自分だけ。
もっとあなたのからだと対話してみませんか。
季節のリズムによりそって生きる、ナチュラルなからだ。
それは、あなたにちょっとした心の贅沢を
プレゼントしてくれるでしょう。

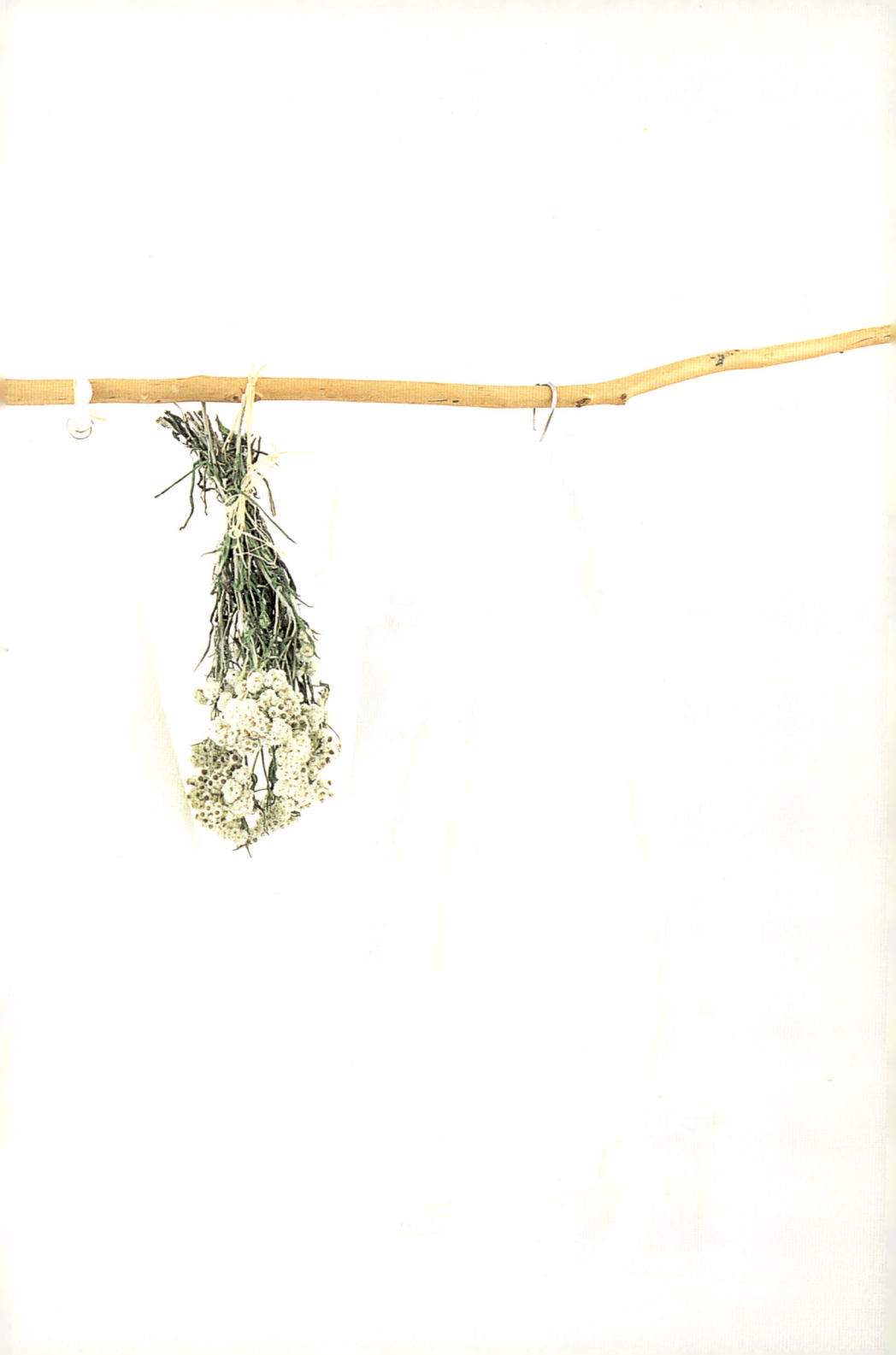

CONTENTS

もっとからだと話そう！　6

春のからだ

生命力あふれる季節　12
からだレッスン　股関節ゆるめ　14／肩甲骨ゆるめ　15
初夏に向けてやっておきたいこと　肋骨はがし　16
Tune up your body　風邪　17
春のレシピ　スチームド・ベジタブル オイル＆ソルト　18／煮豆腐 ふきみそ添え，グリーンピースの豆ごはん　19／白身魚のカルパッチョ クレソンソース　22／春キャベツと新玉ねぎのコールスロー，にんじんオムレツ　23
WOMAN'S BODY　甘いものがやめられません！　26

初夏・梅雨のからだ

しっとり感を味わう季節　28
からだレッスン　肝心行気　29
初夏・梅雨のレシピ　アスパラ洋風酢みそあえ　30／梅酒煮，浅漬け　31
夏に向けてやっておきたいこと　脚裏のばし　34

夏のからだ

心地よい汗の季節　36
からだレッスン　息抜き　38／もも裏はじき　39
秋に向けてやっておきたいこと　腎臓行気　40
Tune up your body　冷え　41
夏のレシピ　焼き野菜のおひたし　42／生野菜といろいろソース，かぼちゃと豆乳のスープ（冷製）　43／夏野菜のタプナードあえ　46／ゴーヤの麻婆豆腐，アボカドとトマトのサラダ　47
WOMAN'S BODY　サプリメントは必要ですか？　50

秋のからだ

からだが充実する季節　52
からだレッスン　脚パタ　54／足湯　55
冬に向けてやっておきたいこと　脇腹つまみ　56
Tune up your body　肩こり　57
秋のレシピ　秋野菜のしゃぶしゃぶ　58／さつまいもごはん，さといも

オイル＆ソルト　59／ブイヤベース　キヨズ風　62／お魚のスープ、秋さばのスパゲティ　63
WOMAN'S BODY　生理で悩んでいます　66

冬のからだ

からだは冬眠モードの季節　68
からだレッスン　目の温シップ　70／アキレス腱のばし　71
春に向けてやっておきたいこと　顔くしゃ　72
Tune up your body　冷え　73
冬のレシピ　豆ペーストのチキンロール　74／まるごと玉ねぎのオニオングラタンスープ、豆腐とたらのブランダード　75／豆腐とかぶの豆乳鍋　78／白菜ときのこのブレイズ、キヨズ風ひっぱりうどん　79
WOMAN'S BODY　便秘をなおす方法は？　82

毎日のからだ

ナチュラルなからだをつくる基本ルール　84
主食はごはんと豆！　アマランス入りしらすごはん、炒り大豆ごはん、青大豆入りこむすび　87
お豆でたんぱく質をとろう　ミックス・ビーンズ・サラダ、豆のふくめ煮、豆のピクルス、豆スープ　91
魚と肉はオプションメニューで　海のハンバーグと２色のポテトサラダ、鯛と野菜の重ね蒸し、地鶏のみそバルサミコ風味　95
葉野菜でビタミンと植物栄養素を　トスド・サラダ、おひたし、スチームド・ベジタブル　99
根菜で食物繊維をたっぷりと　和野菜のラタトゥイユ、さといもの煮物、洋風きんぴら、ふろふき大根　103
調味料は本物主義で　106
ひと手間でおいしい　かんたん調味料レシピ　昆布醤油、タラゴンビネガー、にんにくとうがらしオイル、にぼし粉、にんにくみそ　107
つくりおくと便利　おいしさの秘密ストック　みそバルサミコソース、バーニャカウダソース、八方だし　110／基本のだしキューブ、豆のだしキューブ、玉ねぎペースト、豆ペースト　111
ちょっとまじめな油の話　114

おわりに　118
おすすめのとり寄せリスト　119

もっと
からだと話そう！

　この本はナチュラルなからだづくりのための本です。みなさんに、もっと心もからだも心地よく暮らしてほしい！そんな思いで、僕はこの本を書きました。
　ナチュラルなからだって、どんなからだ？　どうしてナチュラルなからだがいいの？　そう思われる方も多いでしょう。まずは、そのあたりからお話ししましょう。
　僕の考える「ナチュラルなからだ」とは、ひと言でいうなら気持ちのいいからだ。季節のうつりかわりや状況の変化にあわせて、自然にかわっていけるからだのことです。
　こういうフレキシブルなからだでいると、暑いときは暑いときなりに、雨の日は雨の日なりに、たとえ風邪をひいて熱があるときだって、そのときなりの気持ちよさを感じることができます。
　本来、僕たちのからだは、そういった柔軟性を備えているはずなのです。
　けれども現代社会では、自然体のからだを保つことがなかなか難しい。食べ物や生活環境の影響で、ストレスやからだのトラブルを、常に抱えている人がたくさんいます。
　ですから僕は、この本がナチュラルなからだをとりもどすためのヒント集となれば……と思っています。
　ナチュラルなからだづくりは、まず、からだと対話することからはじまります。これは誰かの助けも、特別な道具もいりません。自分のからだといちばんうまく対話できるのは、自分自身だからです。からだを観察したり、触ったり、自分の行動を思い返したり、今、どんな気分かを探ってみたりすること。それが、からだとの対話です。
　もし季節の変化にからだが十分対応できていなかったり、小さなトラブルを抱えていたら、ちょっとしたケアをしてあげましょう。この本では、そのためのケアを、たくさん紹介しています。楽器をチューニングするように、あなたのからだを調整してあげてください。

ほんの少し後押ししてあげるだけで、からだはまた動きはじめ、ベストコンディションへと整っていきます。
お医者さんだけに頼らず、自分のからだを自分でチューニングする方法を知っていることは、とても素晴らしいことです。
ナチュラルなからだでいると、心に余裕が生まれます。からだの調子がいいと毎日が快適ですし、いろんなことを前向きに感じられるでしょう。
「今日はちょっと調子が悪いなあ」という日があっても、トラブルをからだが発しているメッセージとしてとらえ、自分のからだを調整できれば、ネガティブに感じることもなくなります。
「ナチュラルなからだをつくる」ということは、「心のキャパシティがひろがる」ということでもあるんですね。
あらゆるものを自然体で受けとめ、すべてを楽しんで気持ちよく生きるために、ナチュラルなからだでいたいのです。

あなたが
食べたトマトは
あなたになる

僕は東京で「キヨズ・キッチン」というレストランを経営しています。長年整体指導の仕事に携わってきた僕がレストランをひらこうと思い立ったのは、食べ物でからだを悪くしている人がとても多いことを、日々痛感していたからです。それで、からだにとって理想的な食事を提案し、おいしく味わっていただく場として、「キヨズ・キッチン」をはじめたのです。

からだと食べ物は、切り離して考えることができません。ナチュラルなからだになるには、毎日の食事がとても大切なのです。

僕が食べたトマトは、3時間後には僕のからだの一部になる。だとしたら、僕は、夏に無農薬で育った元気いっぱいのトマトを選んで食べたい。

ナチュラルなからだになるために、「食」について見なおすということは、何をどう食べるかということからはじまって、自分の行動や価値観、ライフスタイルを考えることにもつながるんです。だからこの本には、ナチュラルなからだづくりのための食事方法や、おすすめレシピも紹介しました。食事方法といっても、特別なことやめんどくさいことをしようというのではありません。基本となるのは、米や豆を中心に旬の野菜をたっぷりとり入れたシンプルな食べ方。

そう、僕たち日本人が伝統的に食べてきた食事のスタイルです。それをベースに、さらに現代風にアレンジを加えた、自慢のレシピばかりです。

食べ物に関して大切にしたいのは、素

材の質です。たとえば野菜なら、できるだけ無農薬の有機野菜を選びたい。値段は少し高いかもしれませんが、そういう野菜なら葉も皮も根っこも、おいしく丸ごと食べられます。

油や調味料も、質のよいものを選んでくださいね。良質のものは、大量にとらなくても満足感をもたらし、とり過ぎを防いでくれます。

それから野菜は、旬のものを中心にいただきましょう。僕たちのからだは、季節の恵みの力を借りながら、その季節にあわせて変化していくものだからです。

レシピの油や調味料の分量は、あくまで目安です。「私のレシピは、私のからだが決める」が基本。「おいしい」と感じる量は、人によって、また、そのときのからだの状態によって違うからです。慣れてきたら、あなたなりのオリジナリティをどんどん加えてアレンジしてください。

あとはあなたの「おいしい」の法則に従っているだけで、からだに必要なものを過不足なく補うことができるでしょう。

ナチュラルなからだづくりのための食事をするようになると、すぐに「お通じがいい」「食べたあと変に眠くならない」「時間がたつと、きちんとおなかがすく」といった、心地よい変化が感じられます。これらはからだの自然な反応。ナチュラルなからだに、一歩近づいた証拠です。

心地いいと
思うものから
はじめてください

　日本人は、春、初夏・梅雨、夏、秋、冬の5つの季節を生きています。「初夏・梅雨」というのは、聞き慣れないかもしれませんね。

　整体では、5月から6月中旬までを初夏としています。さらに初夏の後半に、アジア特有の梅雨に入ることから、この時季を「初夏・梅雨」と呼んでいるのです。「初夏・梅雨」をわざわざ設けているのは、この時季ならではのからだの状態があるからです。

　この本ではまず、5つの季節ごとにからだと食事のアドバイスをしていきます。

　「からだレッスン」では、その季節にやっておきたいケアや、次の季節に向けてのからだの準備を、「季節のレシピ」では季節の素材をたっぷり使ったお料理を、ご紹介しています。

　そして「毎日のからだ」の章では、からだの基本となる、毎日の食事について書いています。忙しい合間の食事づくりのための、ちょっとしたアイデアや工夫もご紹介していますよ。

　もちろん、この本で紹介する方法を、最初からすべてとり入れなくてもいいのです。「今日は、これだけやってみよう」「ちょっと一品つくってみよう」だって大歓迎！　自分にあわないと思ったら、やめたって構いません。

　好きかどうか、心地よいかどうか、感覚を磨いて、ほんとうに自分にあったものを選んでください。そういうことのできるからだが、「ナチュラルなからだ」なのです。

春のからだ
BODY IN SPRING

生命力あふれる季節　春

2月中旬〜4月

春は「再生」の季節

ほとんど枯れ木のように見えていた街路樹が、あるときいっせいに芽吹きはじめる。その光景は、何度見ても感動的です。都会の真ん中に根をはる木々でさえ、そんな力強い生命力を秘めているんですね。

鳥や動物たちも同じです。この季節、多くは繁殖期を迎え、新たな生命を紡いでいきます。寒い冬のあいだ、内側に蓄えてきた生命エネルギーが一気にあふれだす……春はそんな季節です。1年を一生にたとえると、春はそのはじまり。生命が新しく生まれかわる「再生」のときです。

骨盤がひらく季節

では、人間はこの時季、どんな変化をするのでしょう。木や鳥や動物たちと同じように、再生の春、人間のからだは骨盤をひらいて、生命エネルギーを放散します。

骨盤は、男性も女性も1年を通して開閉を繰り返していますが、春はその開閉の度あいがいちばん大きくなります。そして骨盤が大きくひらかれることで、エネルギーが、からだの内部から外へでていくのです。

人によっては骨盤がひらくことで、節ぶしが痛くなるなどの症状がでることもあります。痛みはいやなものと思いがちですが、症状がでること自体は悪いことではありません。さまざまな症状は、からだが発しているメッセージ。からだの一部が「ちょっと困った状態」になっていることを、知らせてくれている場合もあるのです。

春は骨盤がひらくことで、メッセージがだしやすいからだ、つまり症状がでやすいからだになるんですね。それでくすぶっていた症状が春先にでたりするんです。
いったんメッセージがでれば、しめたもの。からだ全体が、それに応えて動きはじめます。

骨盤の動きをスムーズに

春のからだレッスンも、ポイントは骨盤です。骨盤がきちんとひらいたからだは、春を快適に過ごすことができます。
骨盤がひらこうとする動きは、からだの内側から起こるものなので、これを直接コントロールすることはできませんが、この動きを促すようなケアが、春には大切になってきます。

食べ物は苦みのあるものを

昔から、春先に苦みのあるものを食べると、からだの中にたまった毒素が排泄されるといわれますが、整体でも同じことがいわれています。
少し補足すると、この苦みが骨盤を刺激するのです。この刺激によっていったん骨盤は閉まりますが、その反動で骨盤がひらこうとする動きが、よりスムーズになるのです。
毒素が排泄されるというのも、骨盤がきちんとひらかれた結果、起こることなんですね。
春の苦みといえば、山菜。ふきのとうやウド、ゼンマイ、せり、ワラビ、タラの芽など、この時季にしか味わえない旬の素材を、積極的にいただきましょう。

からだレッスン

股関節(こかんせつ)ゆるめ
＜骨盤の動きをスムーズに＞

股関節が固くなっていると、春に骨盤がひらこうとする動きを妨げてしまいます。太ももの裏側の筋肉をよくのばして、股間節をゆるめておきましょう。

❶床に座り、ひざを曲げて左右の足の裏をあわせる。両手で爪先を包むように持つ。

❷息を吐きながら、両方のひざを床に近づけ、太ももの裏側の筋肉をのばす。息を吐ききったら、自然に息を吸いながら元の位置に。これを4、5回繰り返す。

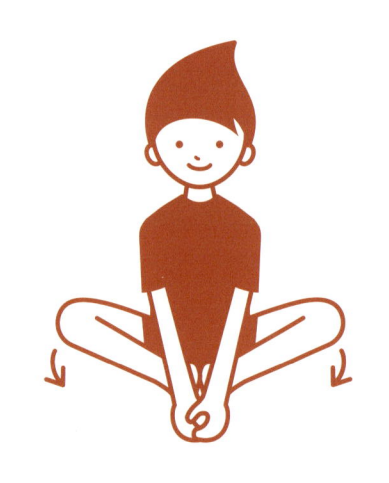

※両ひざが最初から床につく人は、お腹を爪先に近づけるようにして上体を前に傾けると、筋肉がさらによくのびる。

からだレッスンをはじめる前に知っておいていただきたいのは、
からだの各部分は互いに連動しているということ。
一見、関係なさそうな動きに思えても、そこには深いつながりがあるんです。
たとえば背中にある肩甲骨をゆるめておくことは、
春に骨盤がひらくのをスムーズにしてくれます。
また、ここでご紹介するケア以外に、
「ひじ湯」で肩甲骨をゆるめるのもおすすめです（P.41参照）。

肩甲骨（けんこうこつ）ゆるめ
＜骨盤にもきく！＞

固くなった肩甲骨をゆるめておくと、骨盤がスムーズにひらいてくれます。オフィスワークで背中がカチカチになってしまったときにも効果的です。

❶いすに座って、机に手をおく。両手は肩幅よりややひろいくらいに。

❷背筋をピンとはったまま、上体を前に倒して机に近づける。

❸上体を傾けたまま、息を吐きながら、片方ずつ肩甲骨を背骨にギューッと近づけ、パッと力を抜く。これを左右交互に4、5回繰り返す。

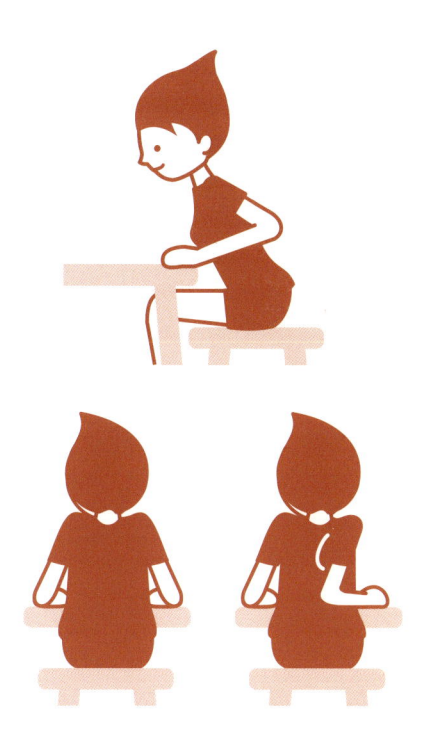

初夏に向けて
やっておきたいこと

肋骨(ろっこつ)はがし
＜肝臓をすこやかに整える＞

初夏・梅雨の季節になると、肝臓の働きはのんびりペースになります。どうしてそうなるかについてはP.28でお話しますが、初夏・梅雨に備えてしておきたいのは、肝臓がいい状態でペースダウンしていけるよう、肝臓を整えておくことです。

かんたんにできる肝臓のケアは、右の肋骨のきわを指で刺激してあげることです。肝臓は、右胸の下から左胸の下にかけて位置する大きな臓器で、その上をおおっている肋骨とは、関係が深いのです。

最初に右側の肋骨のきわを、右手でそっとなぞって位置を確認します。次に肋骨の真ん中あたりのきわに、指を引っかけるように差し入れます。肝臓が疲れていると、肋骨の内側に米粒大から小豆大のしこりができることがあります。指先にそのコリコリを感じたら、それを軽く外しとるようにします。慣れるまで少し難しいかもしれませんが、最初は肋骨のきわを指で刺激してあげるだけでも効果はあります。

肝臓が刺激され、ためこんだ毒素を血液中にだすため、継続して行ってほしいケアですが、いちどきにやりすぎないよう注意してください。回数は、コリコリッと２、３回ずつするくらいが限度です。

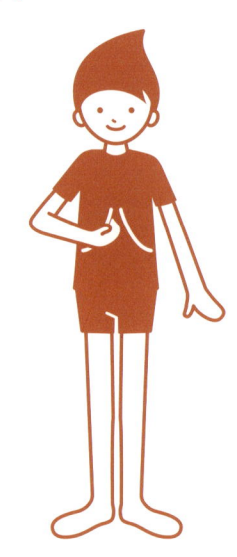

風邪 上手なひき方 Tune up your body

風邪は、からだの大そうじです。日本語で「風邪をひく」といいますが、人間は必要なときに風邪を「ひいて」、からだの中にたまった不要なものを捨てているのです。風邪をひくこと自体は、悪いことではありません。

大事なのは、風邪を上手にひくこと。症状をスムーズにひきだして、風邪のプロセスをうまく経過させてあげるのです。

風邪のひきはじめには、熱いお風呂に入るのが基本です。ただし、からだの欲求に耳を傾けて、「お風呂に入りたい」と感じたときだけにしてください。「日課だから無理して入る」というのは、絶対にやめてくださいね。

僕はふだんから、P.41で紹介している入浴法をすすめていますが、このようなお風呂の入り方をしていれば、風邪をひいてうまく発熱ができずにいるとき、熱いお風呂に入りたくなります。熱めのお湯で交感神経が刺激されることを、からだが知っているからです。交感神経が活発になれば、熱はでやすくなります。このとき「2℃差の温浴」をすれば、さらに効果的です。

お風呂からあがると熱が一気にでてきますので、汗をかいたらすぐに着替えてください。発熱や発汗などによって、からだのそうじが完了すれば、風邪は不必要に長引いたりしません。

熱がひいた後の過ごし方にもコツがあります。からだがいったん35℃台の低温期に入るので、この間は激しい運動は避け、水にぬれたり風にあたったりすることがないようにしてください。呼吸数も落ちているので、ゆったりとした動作で過ごすと心地よいはずです。

2℃差の温浴

（P.41のお風呂の入り方も、参照してください）

❶ 湯ぶねに熱めのお湯をはる。
❷ 1のお湯で顔を湿らせ、足から順に、上へ向かってお湯をかけていく。
❸ 約8分間湯ぶねにつかる。コップ1杯くらいを目安に水を飲むこと。
❹ 湯ぶねからでて、からだをよく拭く。この間、1よりさらに熱めの温度（＋2℃が目安）まで追い焚きする。
❺ 再度、湯ぶねに約2分つかる。
❻ 湯ぶねからでて、からだをよく拭き、服を着る。
❼ 着替えと水を枕元に用意して寝る。汗をかいたら、必ず着がえること。

春のレシピ

**スチームド・ベジタブル
オイル&ソルト**

良質な野菜が手に入ったら、そのまま味わうのがいちばんの贅沢です。春に食べたい苦味の野菜ウドもいっしょに、オイルと塩でいただきます。

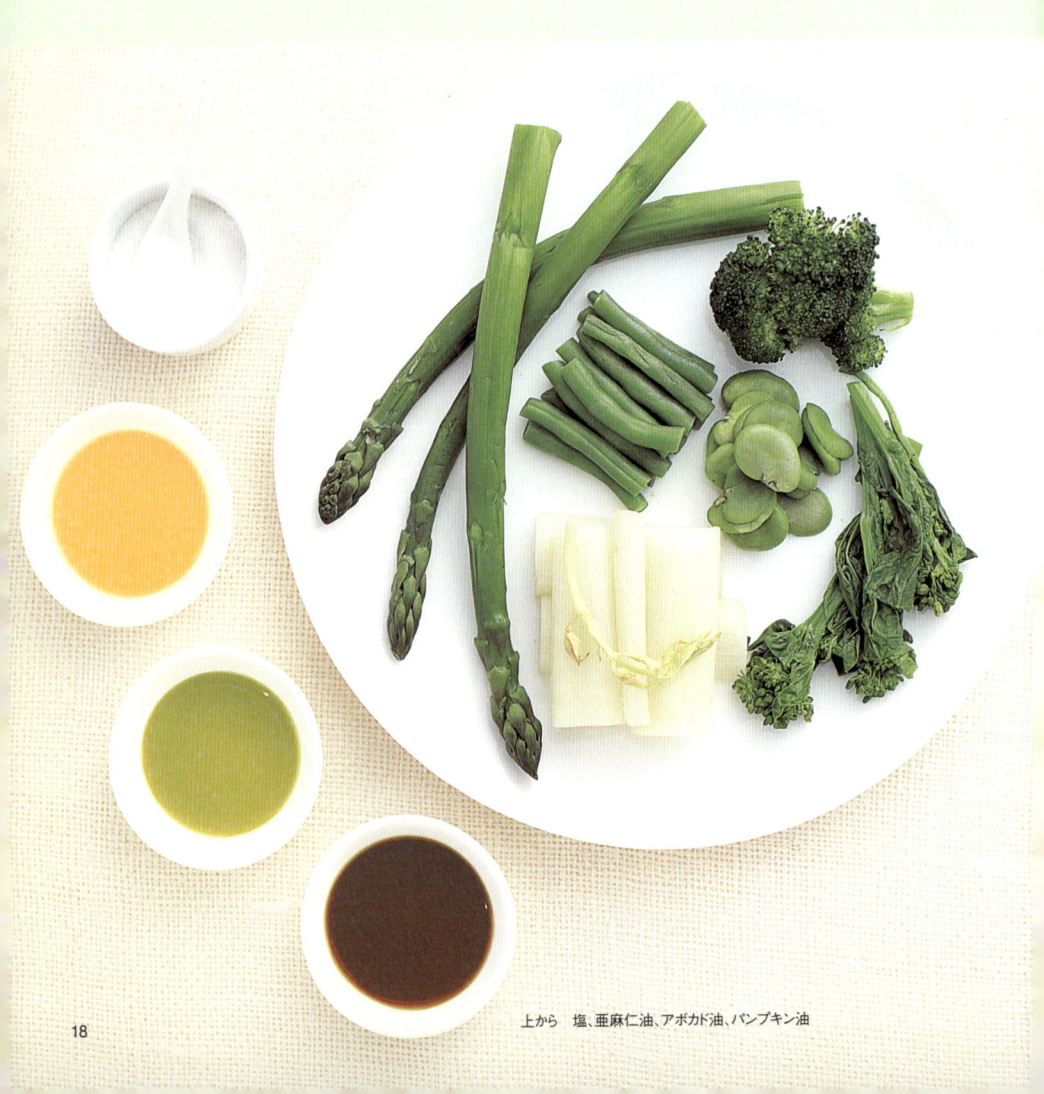

上から 塩、亜麻仁油、アボカド油、パンプキン油

煮豆腐　ふきみそ添え

春は、亜鉛などのミネラルが豊富な芽のものをとりたい季節。昆布などの海草にも、ミネラルがたっぷりふくまれています。

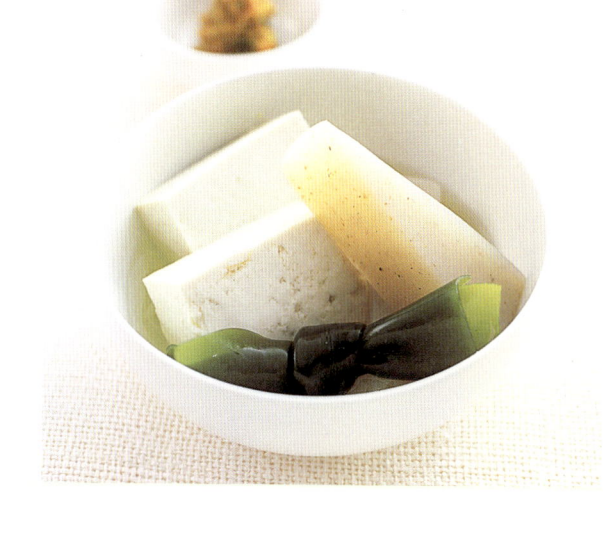

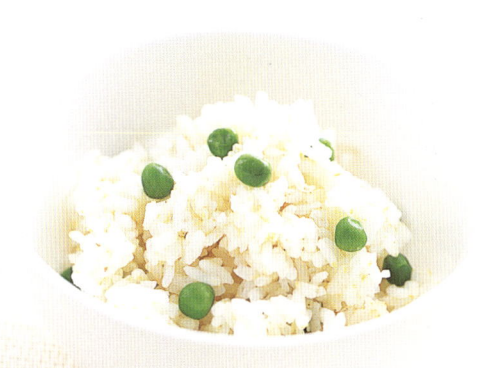

グリーンピースの豆ごはん

豆と穀物がいっしょに食べられる便利なメニュー、豆ごはん。毎日の食事にぜひとり入れて！　グリーンピースは色味も鮮やかで楽しい。

recipes
春のレシピ

**スチームド・ベジタブル
オイル&ソルト**
(2人分)

ウド　10cm
グリーンアスパラ　4本
さやいんげん　10本
菜の花　6本
ブロッコリー　1/4株
そら豆　6房
亜麻仁油　適量
アボカド油　適量
パンプキン油　適量
塩　適量

❶そら豆はさやから外し、アスパラは根元のほうの固い部分(袴)をむいておく。
❷野菜はそれぞれ野菜の歯ごたえが残る程度に蒸す。火を通しすぎないように注意すること。すべていっしょに蒸す場合は、蒸し時間が異なるので時間差でとりだすようにすること。
❸蒸しあがったら、食べやすい大きさに切って器に盛りつける。
❹オイル類と塩をそれぞれ小皿などに入れ、好みでつけていただく。

煮豆腐　ふきみそ添え
（2人分）

豆腐　1丁
こんにゃく　1/2枚
煮物用昆布（幅5×18cmくらいのもの）　4枚

●ふきみそ
ふきのとう　1～2個
みそ　60g

❶昆布は少量の水にひたしてもどし、ゆったり結んで、結び昆布をつくる。
❷豆腐、こんにゃくは食べやすい大きさに切る。
❸鍋に1、2を入れ、具がかくれるくらいの水を注ぎ、火にかけて中火で5～6分あたためる。
❹ふきのとうは、歯ごたえが残るくらいにゆでるか蒸して、みじん切りにし、みそとあわせて混ぜる。
❺3を汁ごと器に盛りつけ、4のふきみそを添える。

グリーンピースの豆ごはん
（2～3人分）

三分づき米　2カップ
グリーンピース　1カップ
塩　小さじ1/4

❶米はといでざるにあげ、30分おく。
❷グリーンピースはさやから外し、分量の半分の塩をふり、全体をよく混ぜておく。
❸炊飯器に米をセットして普通に水加減し、残りの塩と2を加えて炊きあげる。

白身魚のカルパッチョ クレソンソース

旬の魚と苦味の野菜、クレソンソースの組みあわせがさわやか。魚は、鯛やサーモン、ひらめなどがおすすめです。

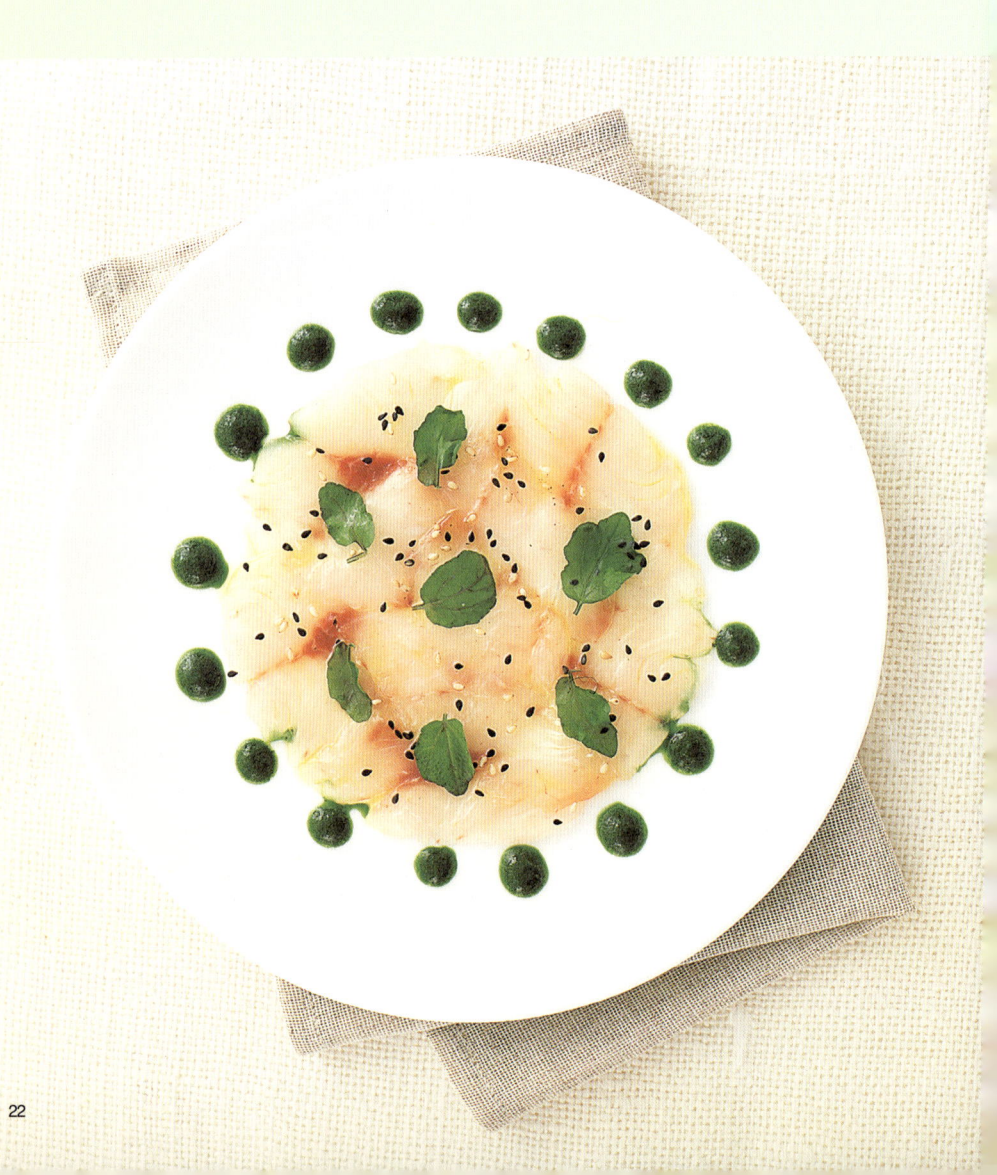

春キャベツと新玉ねぎのコールスロー

春にもっとも生命力あふれるキャベツと新玉ねぎは、この時季に食べておきたい野菜。特にキャベツのビタミンUは、貴重な栄養素です。

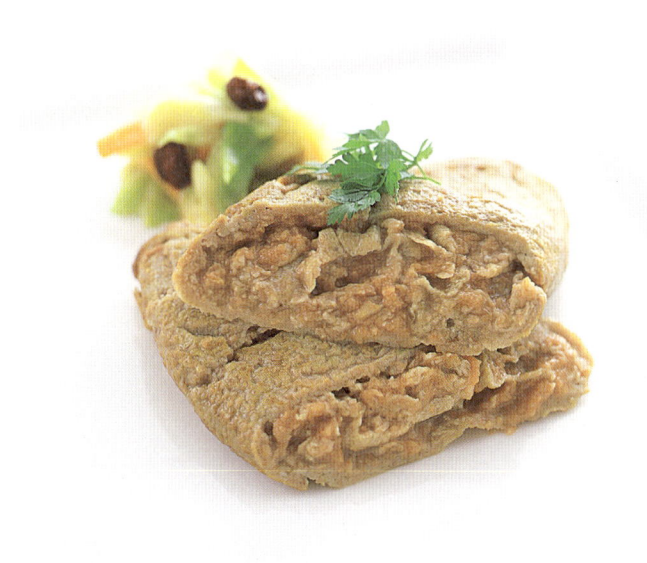

にんじんオムレツ

ベータカロチンや植物栄養素を豊富にふくんだにんじんと、オリーブ油のオレイン酸の力で、代謝機能が活発になるうれしいオムレツ。

recipes
春のレシピ

白身魚のカルパッチョ クレソンソース
(4人分)

白身魚（刺身用）　200g
クレソンの葉　7〜8枚
ごま（あれば黒白両方）　少々

●クレソンソース
クレソン　2束
ほうれん草(大きめの葉なら)　7〜8枚
オリーブ油　大さじ2
塩　適量

❶ソースをつくる。クレソン、ほうれん草を熱湯にさっとくぐらせ、すぐに冷水にくぐらせる。
❷1をフードプロセッサーなどでピューレ状にし、オリーブ油、塩で味を調える。わさびで辛味を加えても美味。
❸魚を食べやすい大きさに薄く切り、皿に並べる。乾燥しないように、ハケなどを使ってオリーブ油（分量外）を少量塗る。
❹まわりにクレソンソースをたらし、ごまとクレソンの葉を散らす。

春キャベツと新玉ねぎの
コールスロー
(2人分)

キャベツ（大きい葉なら）　4～5枚
玉ねぎ　1/8個
にんじん　1/4個
レーズン　大さじ1.5

●ドレッシング
なたね油　大さじ1
塩　小さじ1/4
酢　大さじ1
胡椒　少々

❶キャベツは葉の部分を2×6cm大の食べやすい大きさに切り、芯の部分はななめに薄切りにする。
❷玉ねぎは縦に薄切りにし、にんじんは5cmの長さの薄い短冊切りにする。
❸ドレッシングの材料をすべてあわせ、よく混ぜる。このとき、乳化させる必要はない。
❹1と2の野菜とレーズンをあわせ、3のドレッシングをかけ、全体的によく混ぜて馴染ませる。

にんじんオムレツ
(1人分)

にんじん　1/4本
卵　2個
豆乳　大さじ2
オリーブ油　小さじ1
白胡椒（普通の胡椒でも可）　小さじ1/4
塩　適量

❶卵をとき、豆乳、すりおろしたにんじん、白胡椒、塩を加えて、よく混ぜる。
❷熱したフライパンにオリーブ油を入れ、強火にして1の材料をフライパンに流し入れる。
❸鍋をゆすりながら箸でかき混ぜ、固まってきたら鍋のヘリを使って形を整え、皿に盛りつける。

甘いものがやめられません！

WOMAN'S BODY

人間はビタミンCが足りないと、甘いものが欲しくなります。そんなときは、ビタミンCたっぷりの果物を食べてみてください。それで満足する可能性大です。

どうして「甘いもの＝ビタミンC」なのかというと、太古の昔から、人類にとっていちばんのビタミンC補給源は、天然の果実だったからです。もちろんそんな昔に砂糖はありませんから、完熟した果実は唯一の甘い食べ物でもあったはず。つまり人類のDNAは、甘いもの（果実）をとると、ビタミンCが補えることを、記憶しているんです。

でも、現代ではこの感覚が誤解されやすい。間違って砂糖をとってしまうんです。砂糖にはビタミンCはふくまれないので、どれだけ食べても満足できません。甘いものが食べたくなったら、ビタミンCが不足していないか、振り返ってみてください。

それから、甘いものがやめられない原因は、精製された白い砂糖にもあります。市販の多くのお菓子には、白い砂糖が使われています。白い砂糖を食べると血糖値が一気に上昇し、次にその反動で極端な低血糖に陥ってしまうのです。これはほとんど飢餓の状態。からだは生命維持のために、てっとり早く糖を補給しようと、さらに甘いものを欲求します。そしてまた白い砂糖を大量に使ったケーキを食べると……白い砂糖は食べても食べても、もっと食べたくなるんです。

食事も果物もきちんと食べた上で、それでも甘いものが食べたいときや、家族や恋人、友人たちとお茶を飲みながらケーキでもなんてときは、キビ砂糖や黒砂糖、メープルシロップ、椰子の花蜜糖など、未精製の砂糖や天然の甘味料を使った上質なお菓子を選んでください。それぞれに香り豊かで、血糖値を急激にあげることもなく、少し食べれば十分満足できます。

初夏・梅雨のからだ

BODY IN
EARLY SUMMER

しっとり感を味わう季節

5月～6月中旬

初夏 梅雨

からだもしっとり

この時季、雨の日に外を歩くと、空気がとてもやわらかく感じられます。初夏・梅雨は、自然もそこに生きる生き物たちも、水分をたっぷりふくんで潤っています。

それに呼応するかのように、からだも少し気だるくしっとりした感じになります。こんな感覚を味わえるのは、1年を通してこのときだけ。そのしっとり感をじっくり楽しみたいものです。

五月病の原因はたるんだ肝臓!?

初夏・梅雨には、肝臓の機能が少し低下します。からだがスローな感じになるのも、そのせいです。肝臓の働きが活発になる夏に備えて調整期に入るためですが、このあいだに肝臓がたるんでしまうことがあります。これは、あまりよいことではありません。肝臓がたるむと、右側の肋骨が力を失って下がりやすくなります。この状態になると精神的に不安定になったり、ふさぎこみやすくなる傾向があります。これが、いわゆる五月病の状態なんですね。

ですから、初夏・梅雨のからだレッスンでは、肝臓を過度にたるませないためのケアを行います。

飲み過ぎ、食べ過ぎに注意

食べ物で注意したいのは、乳製品や肉を控えめにすることと、マヨネーズなど、油が乳化した食品を大量にとらないように気をつけることです。

また、この季節に限ったことではありませんが、化学調味料や添加物の入った食品も、できるだけ避けるようにしてください。これらは、肝臓に負担をかけてしまいます。反対にみそや醤油、漬け物などの乳酸発酵食品は、積極的にとりましょう。

肝臓の働きが低下している初夏・梅雨は、節食が基本。お酒もほどほどにしてください。特に肝臓が弱ると、それを刺激したくて無意識的に深酒しがちになるので、気をつけましょう。

からだレッスン

この季節は、ちょっとした不摂生が肝臓に負担をかけてしまいます。
デリケートな肝臓をやさしくケアしてあげましょう。
「肝心行気」では、肝臓と心臓に手をあてて「気」を通わせます。
「肝心行気」に限らず「気」を用いるケアでは、
手のひらとからだのあいだで息をするイメージで、意識を集中させます。
最初はうまくいかなくても、気にしないで続けてみてください。
だれでも必ず上達します。

肝心行気（かんじんぎょうき）
＜肝臓と心臓に手をあてる＞

心臓と肝臓に手をあてて「気」を通わせることで、心臓から肝臓への血の流れがよくなり、肝臓が弾力をとりもどします。肝心行気が完璧にできると、みぞおちのあたりがポッとあたたかくなって、とっても気持ちいいですよ。

❶あおむけになり、右手を肝臓の位置（右胸の下）に、左手を心臓の位置（左胸）におく。

❷手のひらとからだのあいだで呼吸をしているイメージをしながら、しばらくじっとしている。手をおいた部分があたたかく感じられたら、気が通いはじめた証拠！

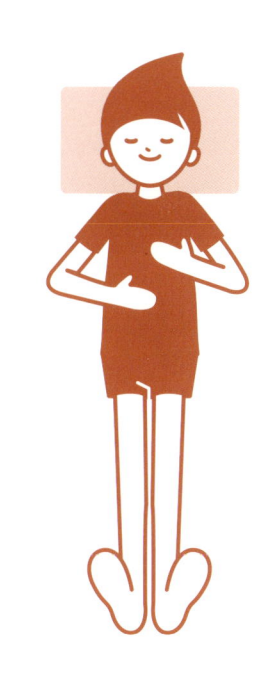

初夏・梅雨のレシピ

アスパラ洋風酢みそあえ

この時季とりたい乳酸発酵食品みそと、殺菌力にすぐれた酢のコンビは、梅雨向きのレシピ。酢みそは、豆腐などにかけてもおいしくいただけます。

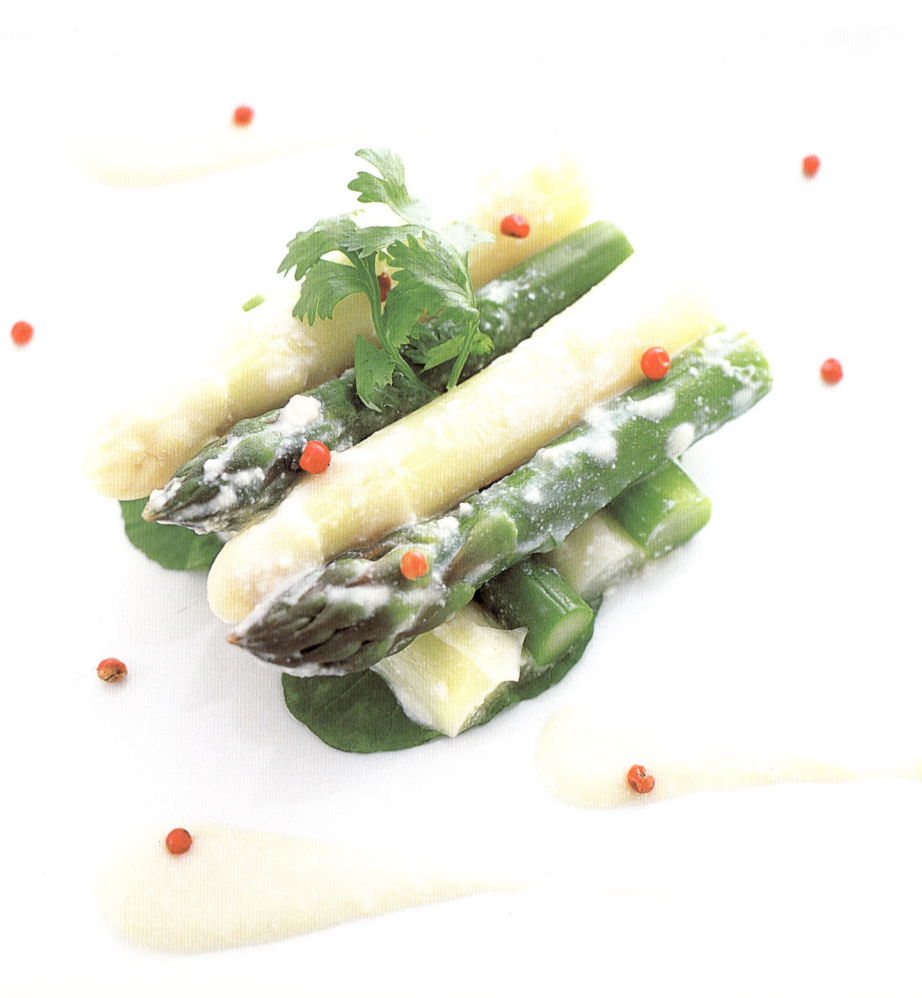

梅酒煮

殺菌作用のある梅酒だけで煮る、シンプル煮物。芽キャベツは、小さいけれど栄養素が詰まっているので、この季節食べておきたいもの。

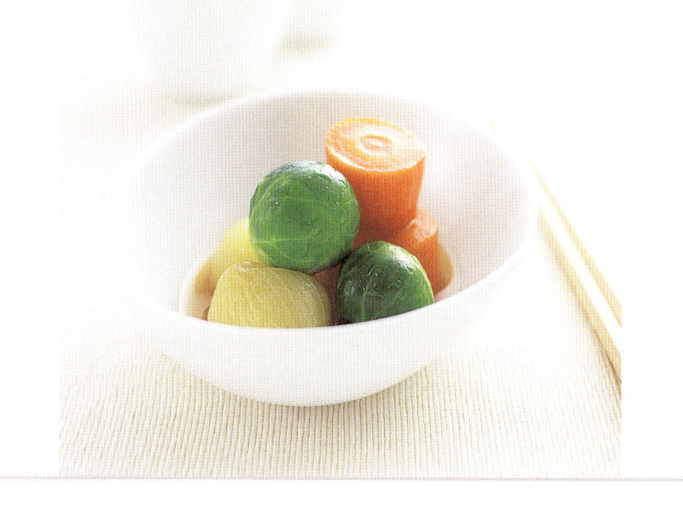

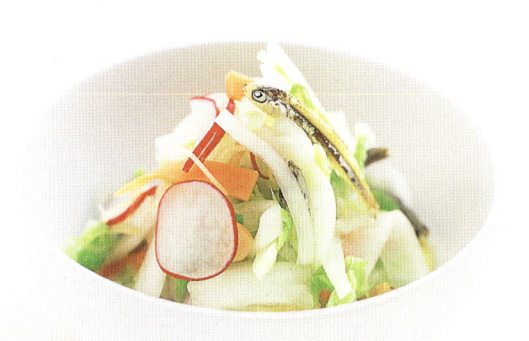

浅漬け

乳酸発酵食品が手軽にとれるメニューといえば、お漬け物。いりこと干しえびの天然のうま味は、化学調味料にはだせない味です。

recipes

初夏・梅雨のレシピ

アスパラ洋風酢みそあえ
（4人分）

グリーンアスパラ　8本
ホワイトアスパラ　8本
豆腐（絹ごし）　1/8丁
メープルシロップ　10cc
塩　ひとつまみ
りんご酢　35cc
白みそ　70g
香菜　4本
ピンクペッパー　20粒

❶グリーンアスパラは根元のほうの固い部分をむき、ホワイトアスパラは穂先から下の固い皮をすべてむいておく。ホワイトアスパラは、きちんとむかないと固さと苦味が残ってしまうので、注意すること。
❷アスパラ2種はゆでてから半分に切る。グリーンアスパラは歯ごたえがある程度にゆで、ホワイトアスパラはうま味をだすため、指でつまんでつぶれるくらいまでやわらかくゆでる。
❸酢みそをつくる。豆腐は布巾やキッチンペーパーなどに包み、重石をしてよく水切りしておく。豆腐をフードプロセッサーなどでピューレ状にし、メープルシロップ、塩、りんご酢、白みそを加えてよく混ぜる。
❹ゆであがったアスパラを、3の酢みそであえる。好みで香菜、ピンクペッパーを添える。

梅酒煮
(3～4人分)

にんじん　1本
小玉ねぎ　10個
芽キャベツ　10個
梅酒　500cc

❶にんじんは、小玉ねぎの大きさにあわせて3cm厚の輪切り、または乱切りにする。
❷野菜をすべて鍋に入れ、材料がかくれるくらいの梅酒を加え、梅酒がほとんどなくなり蜜状になるまで弱火で煮る。

浅漬け
(2～3人分)

白菜（大きい葉なら）　2枚
キャベツ（大きい葉なら）　3枚
大根（根元の部分なら）　5cm
にんじん　1/3本
ラディッシュ　2～3個
生姜　10g
いりこ　10匹
干しえび　10g
塩　小さじ2

❶白菜の葉の部分は5cm幅に横に切り、キャベツの葉の部分は4×6cm大に切る。それぞれの芯の部分は、繊維にそって薄切にする。
❷大根、にんじんは5cmの長さの薄い短冊切りにし、ラディッシュは薄い輪切りにする。生姜は千切りにする。
❸材料をすべてあわせ、塩をまんべんなくふって漬け物容器などに入れ、重石をする。
❹塩が馴染むまで、ひと晩漬ける。
＊冷蔵で約2～3日間保存可。

夏に向けて
やっておきたいこと

脚裏のばし
＜汗のかけるからだをつくる＞

暑い夏を快適に過ごせるかどうかは、汗をきちんとかけるかどうかがポイントです。現代の生活では極端な冷房などで、汗がでにくいからだになりがちなので、今から入念に準備しておきましょう。
太ももからふくらはぎにかけて、脚の裏側をのばすケアがおすすめです。ここが固くなっていると、うまく汗をかけません。
まず片方の脚を横にのばし、もう片方の脚はひざを曲げて座ります。のばしたほうの足の裏を壁につけると、より効果的です。次に脚はそのまま、からだを前に倒します。脚の裏側の筋肉が、ぐっーとのびるのを感じるはず。そして、いったん元の位置にからだをもどして、今度はのばしたほうの脚にそって横向きにからだを倒していきます。これで、前屈のときとは違う場所がのばされます。まず片側を5回ずつくらい行い、次に、もう片方も同様に行います。

注意したいのは、反動をつけてやらないこと、息をとめずに自然に呼吸することです。特にからだが固い人は、無理をしないでゆっくりやりましょう。

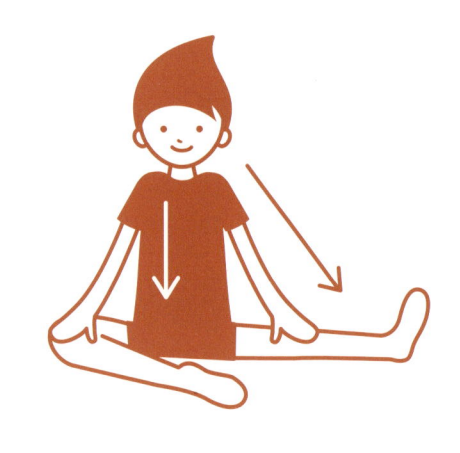

夏のからだ

BODY IN SUMMER

心地よい汗の季節 夏

6月下旬～8月

夏のからだは呼吸器が主役

夏のさなか、どこからか風鈴の音が聞こえたり、見知らぬ人が通りに水を打つ姿を見かけると、ちょっと得をした気持ちになります。最近は見かけなくなりましたが、日本人は暑いながらも、夏を快適に過ごしてきたんですね。
からだもそうです。汗を気持ちよくかくことで、高温多湿の夏を気持ちよく過ごすことができるのです。夏のからだは、呼吸器の働きが活発になります。呼吸器といえば、肺と皮膚。これらはいわば自前のエアコンで、からだは肺や皮膚をフル回転させて、夏の暑さをしのいでいるのです。
皮膚は、汗を使ってコントロールします。汗をせっせとだし、その汗が蒸発するときに奪われる気化熱を利用して、からだを冷やします。
一方の肺は、呼吸を使います。より深く呼吸することで、体内にこもった熱を、効率よく外にだしていくのです。

冷房のきき過ぎで汗がでなくなる

現代では、この呼吸器がうまく働かない人が大勢います。その主な原因は、冷房です。冷房のきいた場所に長時間いると、呼吸器の働きは鈍くなります。肺は冷気で縮こまり、深い呼吸をしなくなります。また、皮膚からは汗がでにくくなります。ひとつは、冷房で毛穴が閉じてしまうから。もうひとつは、冷房によって体温調節機能が鈍ってしまうからです。
からだには、体温を一定に保つための調節機能があって、夏、外にいて体温があがってくると、この調節機能が働き、皮膚から汗がでます。でも、涼しい温度に保たれた室内にいると体温があがることもないので、体温調節機能は出番がなく、そのうちにサビついてしまうのです。

夏ばての原因にも

こういう状態で、外にでるとどうなるでしょう。からだがどんどん熱くなってくるのに、汗はでないし、呼吸でもうまくからだが冷やせない……そうすると、冷たい水が欲しくなるのです。つまり「空冷」できないので、「水冷」しようとするわけです。

確かに一時的にからだは冷えますが、水分が欲しくて飲んだ水ではありません。不必要な水が体力を消耗させるばかりか、冷たい水で胃腸が弱ってしまいます。こうして起こるのが「夏ばて」です。

結局のところ、夏はからだに備わったナチュラルなエアコンで、勝負するしかないのです。

そこで、夏のからだレッスンでは、肺を鍛えるケアと、汗をかけるからだに整えるケアを行います。最近は汗を敬遠する風潮がありますが、これはとんでもないこと。さっぱりと汗をかけるからだは、素晴らしいですよ。また、初夏・梅雨に乳製品や肉類をセーブすると、汗のにおいが軽減されます。

生野菜をワイルドに食べる

食事では、生野菜を意識して食べましょう。野菜には、酵素が豊富なので、代謝が活発になる夏は、これをしっかり補っておきたいのです。生にこだわるのは、酵素が熱に弱いから。そして、生野菜をガブリッとワイルドに食べてみてください。口を大きく開けてワイルドに食べると、肺を使って、呼吸器もきっと元気になりますよ。

このほか、夏はトマトやナス、ピーマンなど、ナス科の野菜が旬を迎えます。ナス科の野菜はからだを冷やすので、からだに熱がこもっているときには最適です。ただし、現代では冷房でからだが冷えている人が多いので、食べ過ぎには気をつけてくださいね。

からだレッスン

息抜き
＜強く息を吐く＞

強く息を吐ききると、その反動でより深く息を吸えるようになります。すると鈍っていた肺が目を覚まして、元気に働きはじめます。

❶正座をして座り、お腹に手をあてる。

❷声をださずに無声音で「ハーッ」をいいながら、からだを前に倒して、思いっきり強く息を吐ききる。

❸息を吐ききったら、自然に息を吸いながら、からだを元の位置にゆっくりもどす。このとき、背骨の下のほうから起きあがり、首をいちばん最後に持ちあげるようにする。これを４、５回繰り返す。

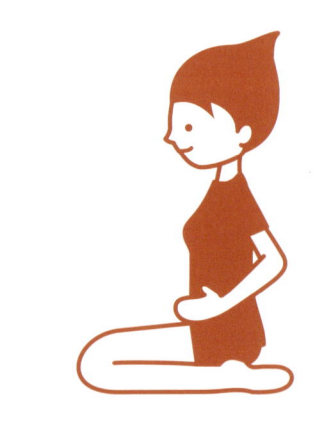

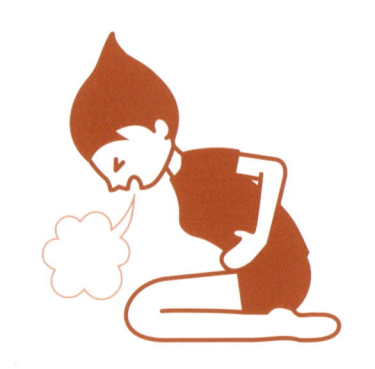

呼吸器がちゃんと働けば、夏の暑さだって快適そのもの。
そこで夏のからだレッスンは、肺の働きを活発にするケアと、
汗のかきやすいからだを整えるケアをご紹介します。
また、鈍った体温調節機能を呼びもどすケアを、P.41で紹介しています。
こちらもあわせてやってみてくださいね。

もも裏はじき
<もも裏のつけ根をつかんで、はじく>

太ももの裏側の筋肉が固くなっていると、うまく汗をかけません。そんなときはつけ根のところにこわばりができているので、この部分を少し強めにつかんで、はじくようにします。このケアは、左右のどちらか固いほうだけ行えば、両太ももの筋肉全体がほぐれてきます。

❶まず、もも裏のつけ根のこわばりを確かめる。脚を軽くひらいて立ち、おしりの下のラインに手をあて、おしりを締めたときに動く筋肉の固さを、左右それぞれチェックする。

❷左右のうち、こわばっているほうだけ、その部分を大きくギュッとつかみ、プリンッとはじくようにして手を放す。これを2、3回繰り返す。

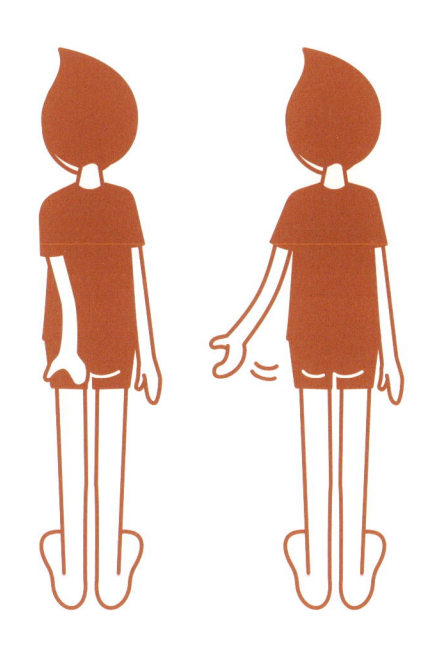

秋に向けて
やっておきたいこと

腎臓行気（じんぞうぎょうき）
＜腎臓をいたわる＞

秋に向けて、腎臓のケアをします。夏に呼吸器をうまく使えなかった場合には、腎臓に負担がかかっていることがあるからです。呼吸器の機能が下がると、呼吸によって体内の老廃物を十分に外にだせなくなります。そうなると、尿による排泄に頼るしかありません。尿をつくるのは腎臓なので、腎臓は夏のあいだフル回転させられて、くたびれてしまっています。
そして秋になると、別の理由で腎臓が弱りがちです。秋のからだは背骨の一部分をねじって寒さに耐えようとするので、ときにこの背骨がこわばってしまうことがあります（P.52参照）。場合によっては、その背骨のこわばりが、腎臓機能を低下させてしまうのです。
このような理由で、この季節は「腎臓行気」をおすすめしています。腎臓は、背中のウエストよりも上、肩甲骨の下あたりの位置に2つあります。
まずあおむけになって、床とからだのあいだに手をはさむようにして、腎臓の部分に手をあてます。手とからだのあいだで息をするイメージをしながら、気を通します。

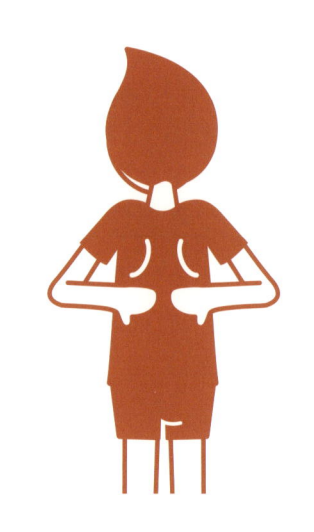

夏の冷え対策
お風呂活用法

Tune up your body

冷房のきいた部屋に長時間いると、からだの体温調節機能が鈍ってしまうことはすでにお話しましたが、これは、夏の冷えの原因でもあるのです。冷房が強すぎて寒いのに、自分で自分をあたためることができなくなっているからです。

冷房による冷えを強く感じたときは、「ひじ湯」をしてください。熱めのお湯にひじを曲げた状態で入れ、ひじの内側までお湯につかるようにして、7〜8分じっとしています。差し湯をして、お湯の温度を保つようにしてくださいね。からだがあたたまって、ホッと深いためいきがでてきます。

そして、根本的な対策として、お風呂を利用して、鈍った体温調節機能にカツを入れましょう。

ポイントは、熱めのお風呂に入ること。最初に、両手をお湯の中に入れます。このとき「熱いけど気持ちいい」と感じるくらいの温度が適温です。次に、そのお湯で顔をぬらし、足から順にかかり湯をしてから、湯ぶねに入ります。お湯の温度で交感神経が刺激されて、体温調節機能が呼び覚まされてきます。もうひとつのポイントは、「もうちょっと入っていたい」というあたりで、潔く湯ぶねからあがること。お湯の中で完全にあたたまってしまうと、そのあとからだは反作用で逆に冷えてしまいます。八分目くらいででれば、残りの二分は余熱でじんわりあたたまります。

お風呂からあがったら、冷えやすいところから順に、背中、手(指先から)、脚(爪先から)、胸、腹、顔と、からだをよく拭きます。

この入浴法は、夏の冷え対策としてだけでなく、ふだんのお風呂にもとり入れたい方法です。

余談ですが、この方法でお風呂に入っていれば、石けんやシャンプーをそれほど使わなくても、からだの汚れはきれいに落ちます。特に、合成界面活性剤を使ったシャンプーやボディシャンプーは、からだを保護している大切な皮脂までとってしまうので、おすすめしません。

夏のレシピ

焼き野菜のおひたし

夏野菜をさっと焼いて、栄養をとじ込めて、おひたしに。思いきってワイルドに大きく切った野菜がおいしい。冷たくひやして召しあがれ。

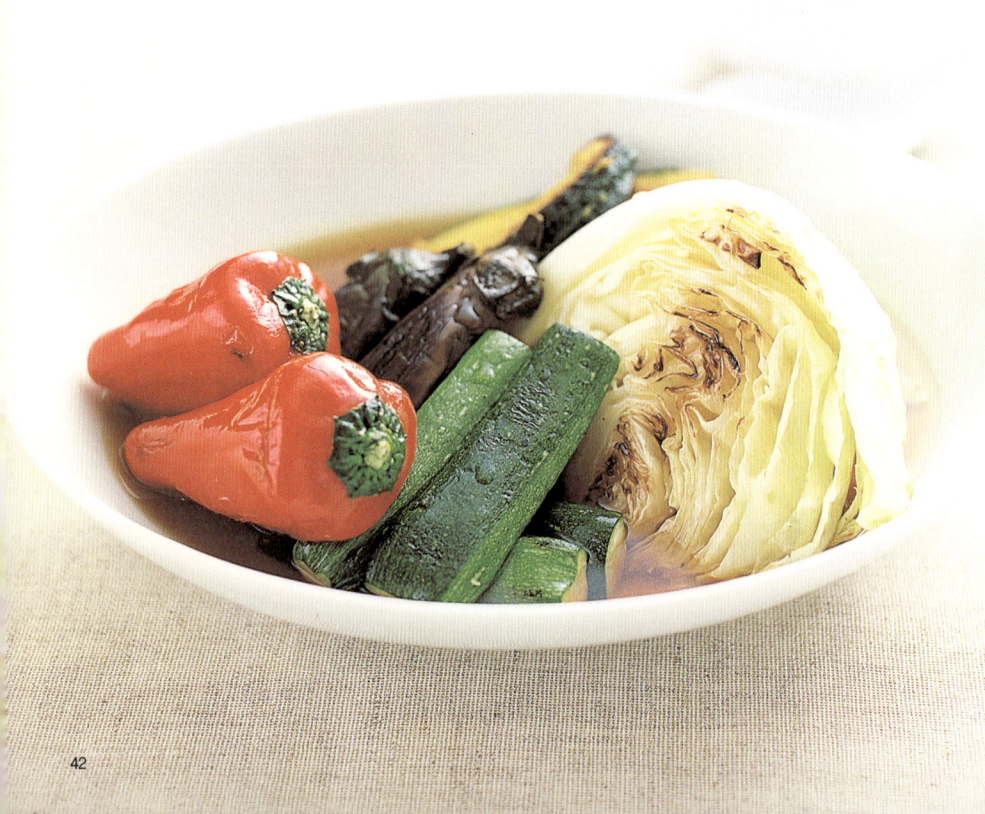

生野菜といろいろソース

夏は、酵素を多くふくんだ生の野菜を食べたい季節。代謝をよくし、すこやかなからだに。残った白菜の芯などもおいしく食べられます。

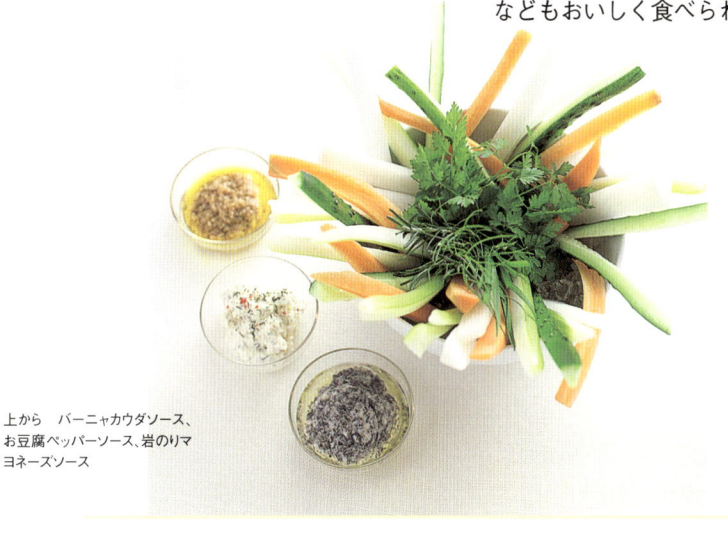

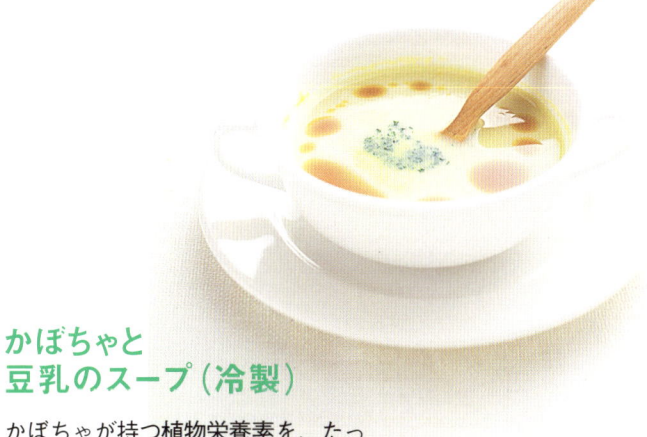

上から　バーニャカウダソース、
お豆腐ペッパーソース、岩のりマヨネーズソース

かぼちゃと豆乳のスープ（冷製）

かぼちゃが持つ植物栄養素を、たっぷりとれるスープ。良質の油は、ベータカロチンをとり込むのに必要なので、忘れずに加えてください。

recipes
夏のレシピ

焼き野菜のおひたし
（3～4人分）

ナス　2本
キャベツ　1/4個
ズッキーニ　1本
かぼちゃ　1/6個
赤ピーマンまたはパプリカ　1～2個
基本のだし（P.111参照）　300cc
酒　大さじ1～
醤油　大さじ1～
塩　ひとつまみ

❶ナスは半分にスライスする。キャベツは芯をつけたまま4cm幅のくし切りにする。ズッキーニは3～4等分にスライスしてから、1/3くらいの食べやすい大きさに切りそろえる。かぼちゃは6～7mm厚の輪切りにしておく。赤ピーマンはまるごと使用する。
❷1の野菜を、フライパンまたはオーブンで、ところどころにこげ目がつくくらいまで焼く。
❸焼きあがった野菜を、酒、醤油、塩で調味した基本のだしにつけていく。
❹約15～30分ひたしてだしが馴染んだら、だしといっしょに盛りつける。

生野菜といろいろソース
（3～4人分）

にんじん　1本
セロリ　2本
大根　1/4本
きゅうり　2本

❶野菜は食べやすい太さのスティック状に切る。
❷ソースをそれぞれつくり、小皿などに入れ、野菜に好みでつけていただく。

＜お豆腐ペッパーソース＞
木綿豆腐　1/2丁
粒ピンクペッパー　小さじ1/2
ドライディルウィード　小さじ1/4
オリーブ油　大さじ1
塩　小さじ1/2
りんご酢　大さじ1

❶豆腐は布巾やキッチンペーパーなどに包み、重石をして半分くらいの厚さになるまでよく水切りする。
❷粒ピンクペッパーは、すり鉢などでつぶしておく。
❸1、2とそのほかの材料をすべてあわせ、よく混ぜる。

<岩のりマヨネーズソース>

マヨネーズ　大さじ5
乾燥岩のり　2〜3g

❶材料をすべてあわせ、のりがやわらかくなったら、崩しながら混ぜる。

<バーニャカウダソース>

つくり方は、P.110参照。

かぼちゃと豆乳のスープ(冷製)

(3人分)

かぼちゃ　1/3〜1/2個
豆乳　350〜400cc
パンプキン油　大さじ2
パセリ　適量
塩　少々

❶かぼちゃは皮をむいて種をのぞき、火が通りやすいよう、適当な大きさに切ってから、竹串がすっと入る程度までゆでるか蒸す。
❷1のかぼちゃをフードプロセッサーや裏ごし器などで、ペースト状にする。
❸2に豆乳を少しずつ加えながら、さらによく混ぜあわせ、塩で味を調える。再度、フードプロセッサーや裏ごし器を使って、混ぜてもよい。
❹3を器に盛りつけ、パンプキン油をたらし、みじん切りにしたパセリを散らす。

RECIPES

夏野菜のタプナードあえ

アンチョビ、ツナ、オリーブ、ケッパーの入ったタプナードは、夏野菜がたくさん食べられて幸せ。冷やして食べてもOKです。

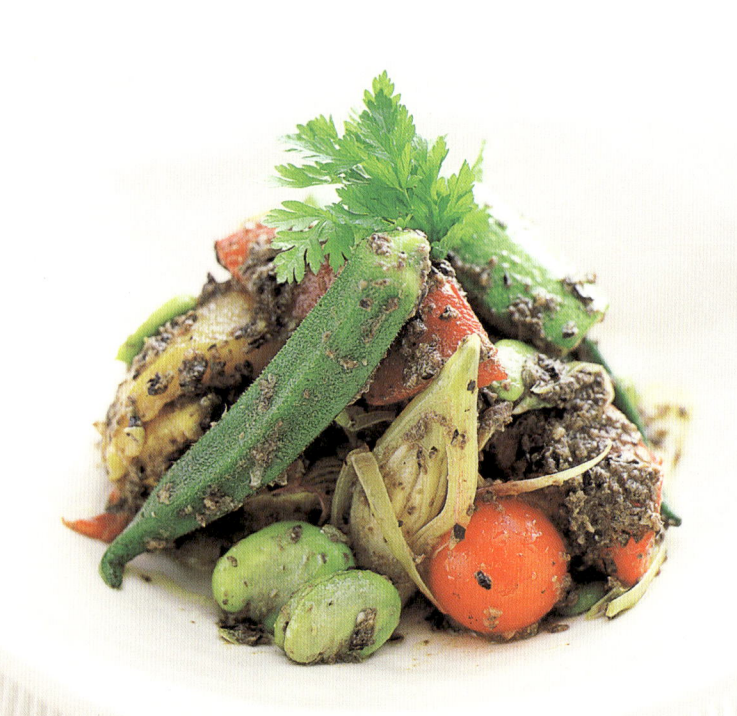

ゴーヤの麻婆豆腐

ウリ科の植物の持つ栄養素と、麻婆豆腐の辛味の素カプサイシンが、夏のからだを元気づけます。苦味と辛さのハーモニーでごはんがすすむ！

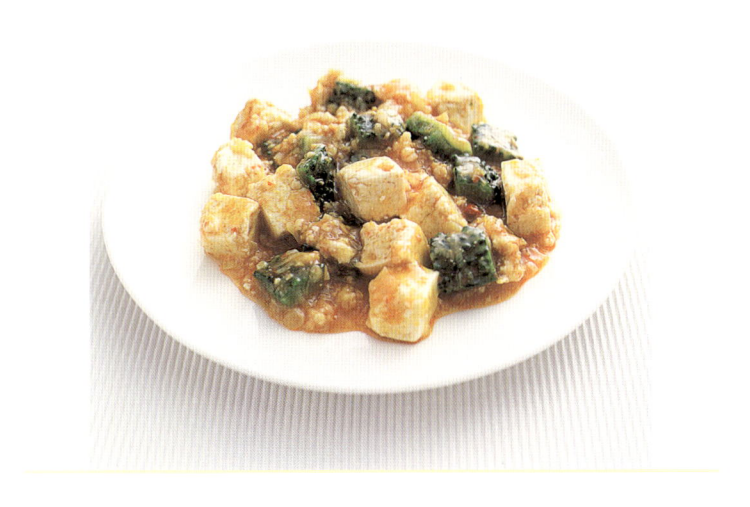

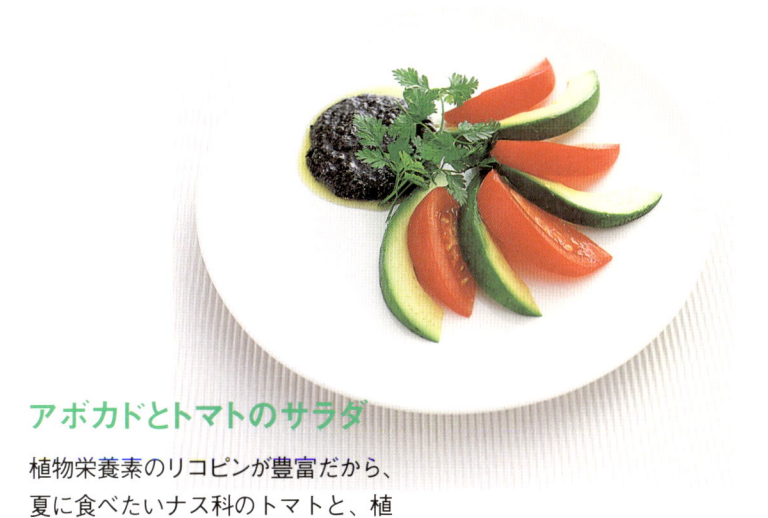

アボカドとトマトのサラダ

植物栄養素のリコピンが豊富だから、夏に食べたいナス科のトマトと、植物性の上質な油分たっぷりのアボカドをサラダにしてどうぞ。

recipes
夏のレシピ

夏野菜のタプナードあえ
(4人分)

赤・黄ピーマン 各1個
ズッキーニ 1本
そら豆 8房
オクラ 4本
プチトマト 12個
アーティチョーク（缶詰、または生を
　ゆでたもの） 4個

●タプナードソース
アンチョビ 50g
ツナ 30g
黒オリーブ 100g
ケッパー 30g
にんにく 2片
オリーブ油 50cc
塩 適量

❶ピーマン、ズッキーニはひと口大に切る。そら豆はさやから外し、オクラは半分にスライスする。
❷1の野菜はゆでるか蒸して火を通しておく。プチトマトは、そのまま使用する。アーティチョークは、缶詰ならそのまま、生のものはゆでて使用する。
❸ソースをつくる。アンチョビ、ツナ、黒オリーブ、ケッパーをすべてあわせ、フードプロセッサーなどでピューレ状にする。
❹にんにくは薄皮をむいてすりおろし、3とあわせてよく混ぜる。
❺2の野菜に4のソースをあわせ、よくあえる。オリーブ油、塩を加えて味を調える。

ゴーヤの麻婆豆腐
(2人分)

ゴーヤ 1/4本
豆腐（できるだけ固いもの） 1/3丁
にんにく 1片
生姜 5g
鷹の爪 1/4本
鶏挽肉 40g
長ねぎ 1/4本
オリーブ油 大さじ2
鶏ガラスープ（水でも可） 100cc
水とき葛（水とき片栗粉でも可）
　小さじ1～2
豆板醤 4g
花椒 1ふり
紹興酒 小さじ2
塩 適量
赤みそ 小さじ1/4
みりん 小さじ1

❶ゴーヤは種をとりのぞき、1.5cmの角切りにする。沸騰した湯にゴーヤを入れ、色がかわったら引きあげる（苦味をとる工程なので省略可）。豆腐は布巾やキッチンペーパーなどで包み、重石をして水切りしておくと、切りやすく味が馴染みやすい。豆腐は1cm強の角切りにする。
❷熱したフライパンにオリーブ油、にんにくを入れ、強火で熱する。にんにくに軽く色がついてきたら、みじん切りにした生姜を加えて香りをだし、さらに種を取りのぞいた鷹の爪を入れる。
❸鶏挽肉を2に加え、塊をほぐすように強火で炒めはじめる。挽肉から鶏のうま味の汁がでてくるので、少し煮詰めるように炒める。
❹鶏挽肉の汁気がだいたいとんだら、長ねぎのみじん切りを加えて炒め、さらに豆板醤、花椒を加える。
❺紹興酒とみりんをふり入れ、さらに強火で炒めてアルコール分をとばす。アルコール分がとんだら、赤みそを加えて混ぜあわせる。
❻鶏ガラスープを注ぎ入れて強火で軽く煮立たせ、味見しながら塩を加える。
❼豆腐を鍋に加えさらに煮立たせ、ゆでたゴーヤを加えたら、水とき葛を加えてとろみをつける。

アボカドとトマトのサラダ
（2〜3人分）

アボカド　1個
トマト　2個

●黒ごまバルサミコドレッシング
アンチョビ　20〜30g
にんにく　小1/2片
黒ごま　大さじ4
オリーブ油　大さじ4
バルサミコ酢　大さじ2

❶アボカドは皮をむいて種をとりのぞいておく。アボカドとトマトを1.5cm厚のくし形に切り、皿に盛りつける。
❷ソースをつくる。黒ごまはすり鉢などでつぶし、アンチョビとにんにくはみじん切りにしておく。
❸2をすべてあわせ、オリーブ油とバルサミコ酢を加え、すり鉢またはミルサーなどでよく混ぜる。水分が足りなければ、さらにオリーブ油とバルサミコ酢を好みで加えてペースト状にする。
❹1に3をかける。
＊黒ごまバルサミコドレッシングは、きゅうり、豆腐などにかけてもおいしい。

サプリメントは必要ですか？

WOMAN'S BODY

いくつかの理由から、基本的にサプリメントはおすすめしません。
今、自分のからだがなんの栄養素を何ミリグラム欲しがっているか、正確にわかる人はそうそういませんよね。「野菜不足だからビタミン剤かな」とか、そういう大ざっぱな選び方をしている人が、多いのではないでしょうか。
もし、的外れなサプリメントを飲んでいたら、どうなるでしょう。サプリメントには栄養素がそのまま入っているので、たとえそれがからだに必要のない栄養素でも、どんどん吸収されてしまいます。これは、よくありません。マルチビタミンやマルチミネラルなど、複数の成分がふくまれているサプリメントも同じです。要は、いらない栄養素をからだにとり込んでしまうことが、よくないのです。ビタミンCなど、とり過ぎても尿といっしょにでるから害はない、といわれる栄養素も確かにあります。でも、その排泄をせっせと行っているのもからだだと思うと、まったく負担がないとはいえません。
外食のうめあわせにサプリメントを飲むのも、考えものです。こってりした食事が続いて、胃腸が疲れているときにサプリメントを飲むと、かえって逆効果になりかねません。こんなときは、やみくもに栄養を補うより、食べる量を減らして胃や腸を休ませることのほうが先決なのです。また、消化の必要がないサプリメントを日常的にとっていると、からだが本来が持っている消化能力を、鈍らせてしまいます。からだはどの部分もすべてそうですが、使わないでいると衰えてしまいます。消化機能も、きちんと毎日使っておく必要があるのです。
なにより、サプリメントっておいしくないですよね。それも、サプリメントをおすすめしない大きな理由です。「おいしい」と感じながら食べることは、すごく大事なことですから。

秋のからだ
BODY IN AUTUMN

からだが充実する季節 秋
9月〜11月中旬

秋はからだの充実期

日中はまだ暑くても、日差しはどこかやわらかい。厳しかった夏の暑さにほっと息をついていると、次第に秋が深まってきます。
夏を乗り切ったこの時季のからだは、1年のうちでいちばん充実しています。秋には楽しいイベントが目白押しですから、アクティブにあちこちでかけたくなる……秋のからだは、そんな行動力にあふれています。

弾力のある腰椎3番を

1年で寒さがいちばん厳しいのは冬ですが、冬に向けて日に日に気温が下がっていく秋のほうが、実はからだに負担がかかるのです。
からだは寒さに耐えようとするとき、ちょうどおへその裏側にある背骨を強くねじります。ここを整体では、「腰椎3番」と呼んでいます。腰椎3番はとても重要な部分で、ねじりやすくもどりやすい柔軟な腰椎3番をキープしておくことが、秋から冬にかけてを快適に過ごすためのポイントになります。たとえばここが動きづらくなると、かなりの割合で腰痛を引き起こします。また、寒さによる冷えは足にくることが多いので、秋は足の冷えをとるケアも大切です。

その食欲は本物ですか？

注意したいのは、よくいわれる「食欲の秋」。秋の食欲は、本物かどうかの見極めが必要なんです。確かに秋は実りの季節。おいしい食材がたくさんでまわり、自然に食欲も増してきます。そういう食欲なら大歓迎なのですが、そうでない食欲が起こることもあるのです。
寒くなるとからだは腰椎3番をねじり

ますが、ときどき腰椎３番が固まって、動きづらくなることがあるのは、お話しました。この状態を整体では「固応化」するといいますが、腰椎３番が固応化すると腎臓の機能が低下してしまいます。腎臓は、からだの老廃物を排泄して、尿をつくる臓器です。ここの働きが悪くなると、血液中に老廃物や余ったアミノ酸があふれだし、胃酸につくりかえられてしまうのです。

そして、胃酸の分泌が活発になると……そうです、食欲がでてくるんですね。この状態で、とくに肉などを過食すると、さらに食欲は増し、どんどん悪循環に陥ってしまいます。こういう食欲は、からだにダメージを与えるだけ。むしろ、何も食べないほうがいいくらいです。

スープでたっぷり水分補給

寒さと同様に、冬に向けて次第に空気が乾燥してきます。そのため、秋はしっかり水分をとって、みずみずしいからだを保つことが大切です。

水といっしょにとりたいのが、塩。塩をとると血液の浸透圧があがるので、からだの保水量が多くなるからです。スープは塩と水分が同時にとれるので、この季節にはおすすめのメニュー。ただし、塩は天然塩を使ってくださいね。また、秋から冬にかけては、良質の油が特に欠かせない季節でもあります。塩といっしょに油をとると、油の分解がスムーズにいくので一石二鳥です。最後に飲み物のことですが、コーヒーや紅茶は利尿作用があるので飲み過ぎないようにしてください。水分補給の点でいえば、消化に負担をかけない水がいちばんなのです。

からだレッスン

脚パタ
＜腰痛予防にも効果あり！＞

寝ながら脚をパタパタやるだけで、腰椎3番の動きが格段によくなります。それにとても気持ちいい！　また腰痛の予防にもなるので、1年を通してお休み前の習慣にしてください。

❶あおむけになり、両ひざを立てる。両手は自然にひらいた位置におく。

❷ひざをそろえたまま、右側に倒す。このとき上半身は、あおむけの状態からなるべく動かさないようにすること。

❸いったん1の姿勢にもどり、今度は同様に左側に倒す。右、左で1回と数え、7、8回を限度に繰り返す。自分が心地いいと思う速度で行うこと。

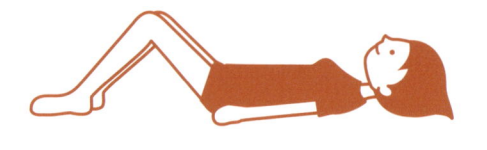

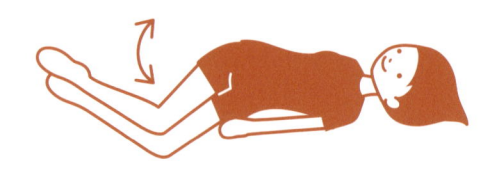

秋は寒さで腰椎3番が動きづらくなることがあります。
そこで秋のからだレッスンでは、腰椎3番の柔軟性を保つケアを行います。
また寒さによる足の冷えには、足湯が効果的。
足湯は足の冷え以外にもいろいろ使えるので、この機会にぜひ覚えてくださいね。
このほか「足首まわし」も足の冷えをやわらげます。
「足首まわし」は足の指のあいだに手の指を差し入れ、
そのまま足首をゆっくりまわすだけ。ぜひ、ためしてみてください。

足湯
＜いろいろ使える便利ケア＞

足の冷えには足湯がききます。そのほか、生理痛にも効果があります（P.66参照）。また、風邪のひきはじめに足湯をすると、風邪の経過がよくなりますよ。

❶両足が入る大きさの洗面器などに、足首がかくれるくらいの高さまで、熱めのお湯を入れ、両足をつける。ひざから上が冷えるようなら、ひざかけなどをかける。

❷途中、差し湯をしながら温度を保ち、約8分ほど足をお湯につけておく。この間、コップ1杯ほどの水を、ちびちび飲むとよい。

❸8分たったら足をだし、指のあいだまでよく水分を拭きとる。両方とも赤くなっていたら終了。冷えないように、くつ下をはく。

❹片方だけ色がかわっていない場合は、お湯の温度を1～2℃あげて、その足だけさらに2分間つける。このとき、終了したほうの足は、くつ下をはいておくこと。

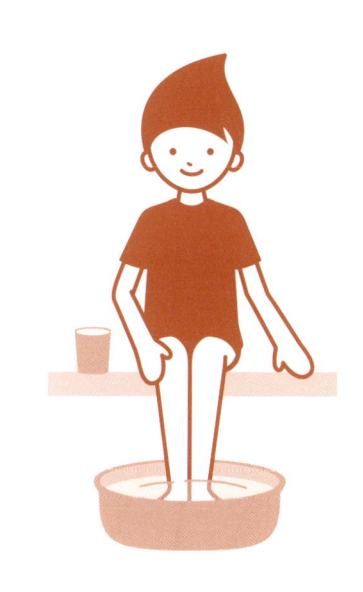

冬に向けて
やっておきたいこと

脇腹つまみ
＜からだのねじれを解消する＞

この時季のからだは、冬の厳しい寒さにも十分耐えられる状態にスタンバイされているはずです。具体的にいうと、腰椎3番の動きがスムーズで、必要なときに必要なだけねじることができるからだです。
でも秋のあいだに、腰椎3番がこわばってしまっていることも考えられます。脇腹でチェックできますから、そんなときはその状態を冬に持ち越さないように、かんたんなケアをしておきましょう。
まず、あおむけになり、両方の脇腹（ウエストの部分）をなるべく深くグィッとつかんで、左右の厚みを比べます。からだがねじれたままこわばっていると、左右の厚みが違ってきます。その場合は、厚い側だけをさらにしっかりとつかみ、数秒してから手を離します。これを5、6回繰り返してください。からだのねじれが解消され、腰椎3番がよく動くようになります。

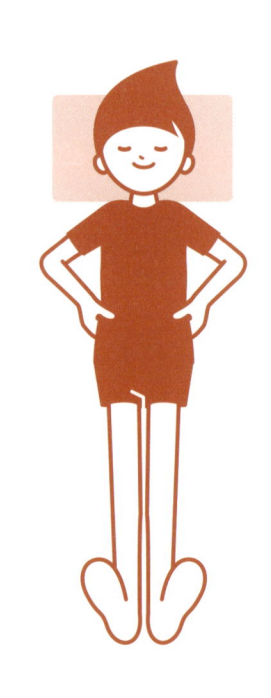

つらい肩こりを
解消するには？

肩 Tune up your body

肩から背中にかけて、僧帽筋という大きな筋肉があります。肩こりはこの僧帽筋の上部が、縮んで固くなった状態です。現代の肩こりの多くは、長時間からだを動かさないために、僧帽筋に十分な血液が流れなくなって起こります。たとえば、パソコンを使っているときは、腕はほとんど固定されたままで、指先だけが動いています。これは本来すごく不自然な姿勢。長いあいだそうしていると、血液の流れはどうしても悪くなります。

また、根本的な原因は、ほかにもあるのです。それは食事です。肉をたくさん食べたり、保存料や添加物の入った食品をとり過ぎると、血液中に余分なアミノ酸や老廃物があふれ、からだはどんどん酸化していきます。

そのような状態のとき、1日パソコンに向かって、からだを動かさずにいたらどうなるでしょう。血のめぐりが悪くなりますから、全身に酸化物質がたまり、筋肉は固くなってしまいます。それが、肩こりなんですね。

実際には、からだ全体に酸化物質がたまっているのですが、僧帽筋は大きい筋肉なので、ほかの部分よりもこりを強く感じやすいのです。

肩こりを解消するには、まずきちんとした食事をして、血液の質をよくすることです。肉中心の食事から、ごはんと豆をベースに野菜をたっぷりとる食事に切りかえます。ごはんと豆を食べていれば、アミノ酸をとり過ぎることはありません。野菜に多くふくまれる植物栄養素やミネラルには、からだを酸化から守る働きや、余ったアミノ酸や老廃物の排泄を促す働きがあります。また、からだをこまめに動かしておくことも大切です。特に肩こりには「肩甲骨ゆるめ」（P.15参照）が効果的。ウォーキングもおすすめです。外でできなければ、家の中で外を歩いているようにイメージしながら、足踏みするだけでもOKです。からだを動かせば血液の流れがよくなり、筋肉にたまった酸化物質が流れやすくなります。

秋のレシピ

秋野菜のしゃぶしゃぶ

水分と野菜をたくさんとるなら鍋物。栄養を逃さないよう野菜は大きく切って、最後の汁もおじややうどんなどにして、残さず食べよう。

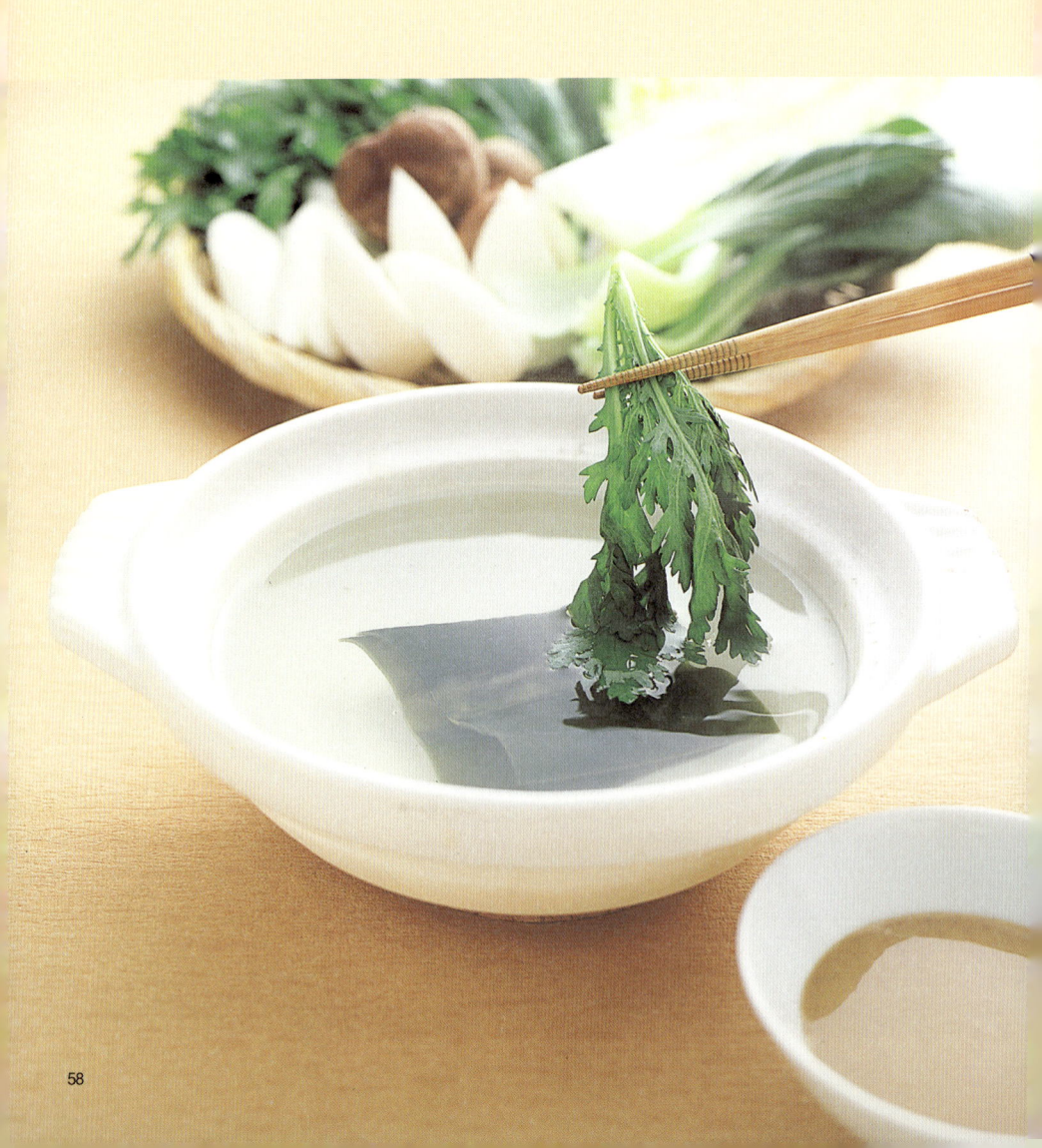

さつまいもごはん

栗よりうまい…といわれる旬の味覚さつまいもを入れて「秋のごはん」をどうぞ。さつまいもは、食感を楽しむために大きく切るのがコツ。

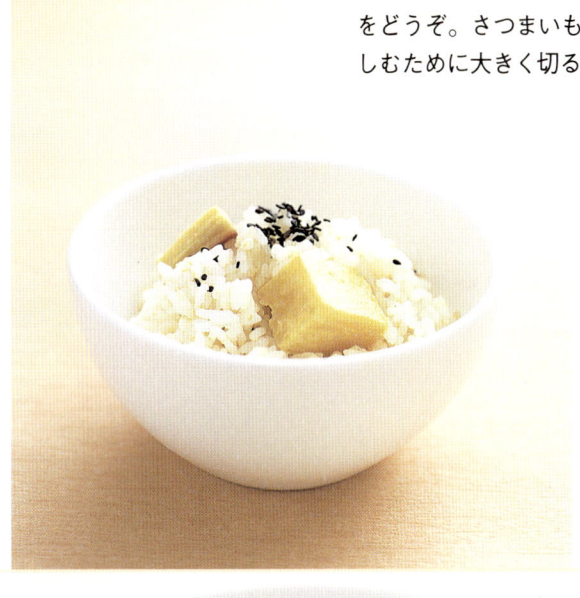

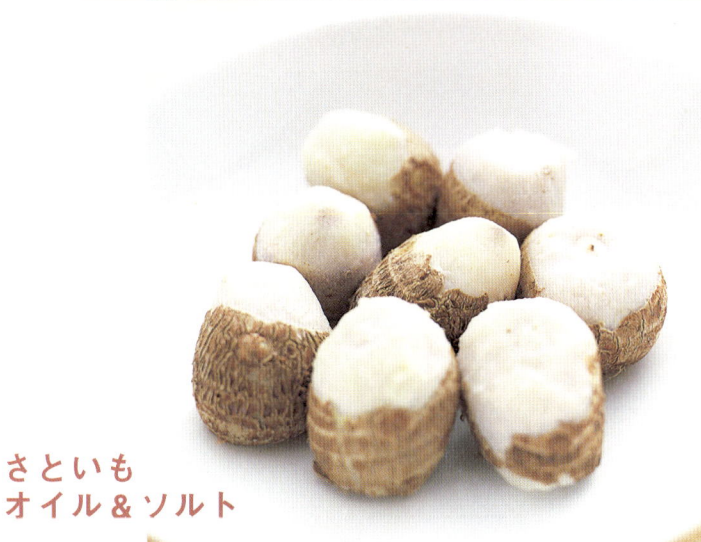

上から オリーブ油、
亜麻仁油、塩

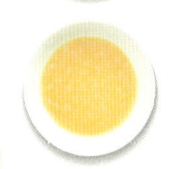

さといも
オイル＆ソルト

日本では昔から、「きぬかつぎ」という呼び名で、さといもをシンプルに食べてきました。秋にとりたい塩に、オイルを添えるのがキヨズ風。

recipes
秋のレシピ

秋野菜のしゃぶしゃぶ
（2人分）

春菊　4本
白菜（大きい葉なら）　4枚
かぶ　2個
ちんげん菜　1〜2株
しいたけ　4個
しめじ　1パック
長ねぎ　1本
昆布（幅5×10cmくらいのもの）
　2枚

●ごまだれ
練りごま　大さじ1
酢　大さじ1/4
醤油　大さじ1/2
鍋のだし汁　適量

❶鍋に水1ℓと昆布を入れ、約1時間ひたしておく。
❷練りごま、酢、醤油をあわせて、ごまだれをつくっておく。
❸野菜は洗ってそれぞれ大きめに切り、ざるにあげておく。葉野菜は、そのまま切らずに食べたほうが栄養が逃げず、よりおいしくいただける。
❹1の鍋を火にかけ、だしがでてきたところで3の野菜を少量ずつ湯にくぐらせ、ごまだれをつけていただく。ごまだれは、鍋のだし汁を加えながら好みの味に調える。

さつまいもごはん
(2〜3人分)

三分づき米　2カップ
さつまいも　中1/2本
黒ごま　適量
塩　小さじ2/3

❶米はといでざるにあげ、30分おく。
❷さつまいもは2cm角に切っておく。
❸炊飯器に米をセットして普通に水加減し、塩を加えて全体を軽く混ぜ、さつまいもを加えて炊きあげる。
❹炊きあがったら、器に盛りつけて黒ごまをふる。

さといも　オイル＆ソルト
(2〜3人分)

さといも　小10個
オリーブ油　適量
亜麻仁油　適量
塩　適量

❶さといもはよく洗って蒸してから、一部、皮を食べやすいようにむいておく。
❷オイル類と塩をそれぞれ小皿などに入れ、好みでつけていただく。

RECIPES

ブイヤベース　キヨズ風

じっくり煮込むブイヤベースは、大人数でワイワイ楽しみたいごちそうです。サフランというハーブと、アイオリソースが欠かせないレシピ。

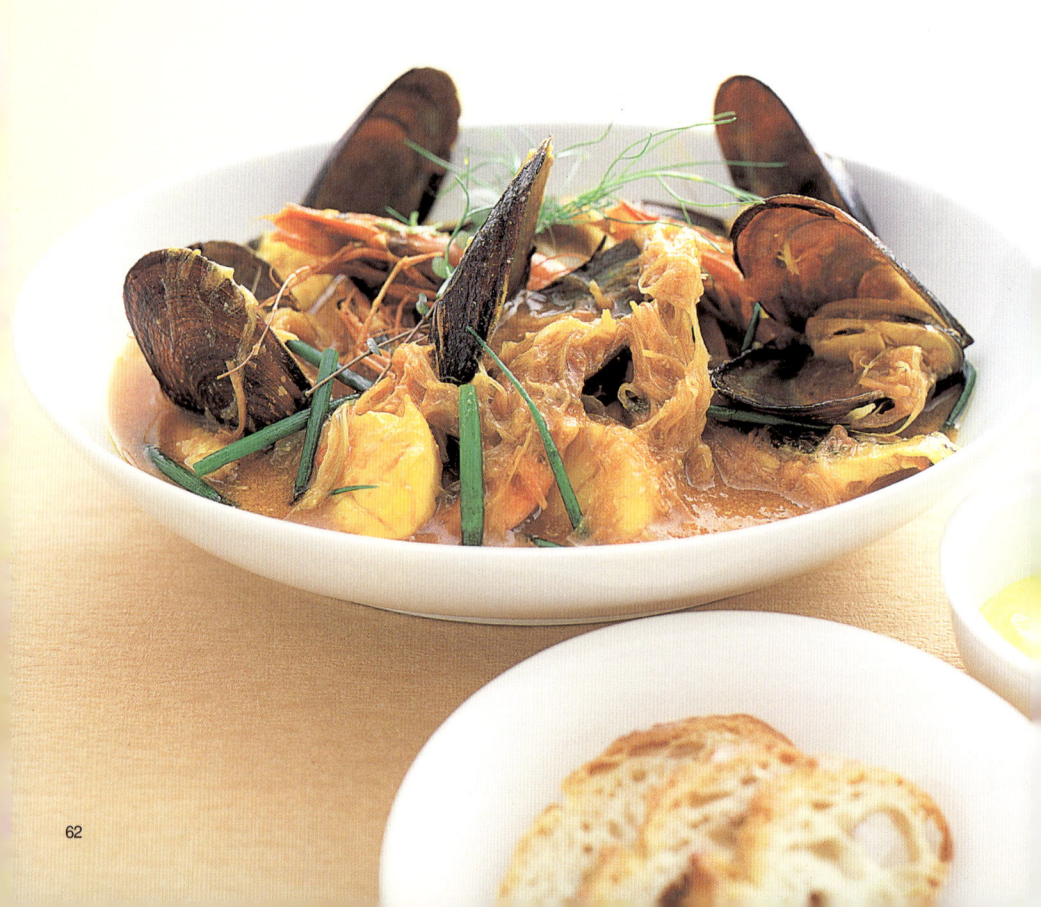

お魚のスープ

旬のさばが手に入ったら、スープとスパゲティをつくってみましょう。あらでとったスープで、魚の貴重な栄養分を残さずいただきます。

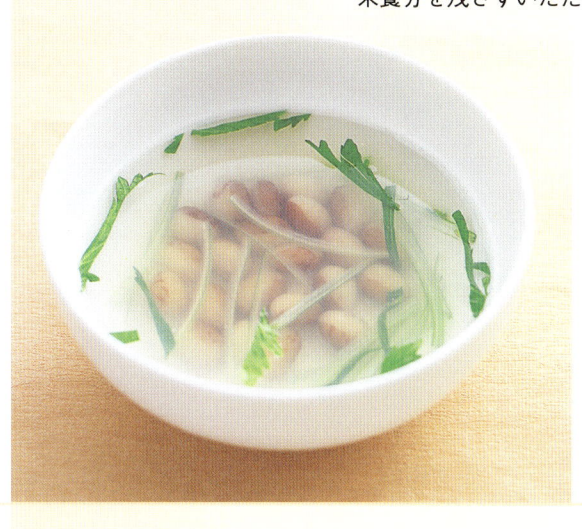

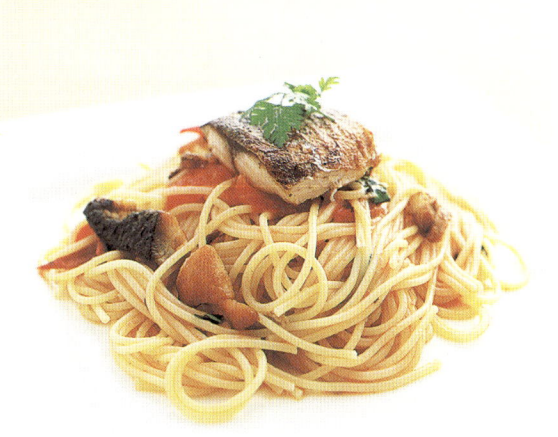

秋さばのスパゲティ

この時季のさばは、意識してとりたいオメガ3が豊富。冬に向けて食べておきたい魚です。スパゲティにもふんだんに入れて楽しんでください。

recipes
秋のレシピ

ブイヤベース　キヨズ風
(4人分)

にんじん　1本
玉ねぎ　1/2個
ポワロー（長ねぎでも可）　1/2個
セロリ　1束
トマトペースト　50g
白身魚　120g
あなご　2匹
有頭えび　4匹
ムール貝　8個
ホタテ　4個
サフラン　2つまみ
オリーブ油　適量
塩・胡椒　少々

●ベースのスープ
新鮮な魚のアラ　2kg（分量が手に入らない場合、量を減らしても可）
にんじん　1本
玉ねぎ　1個
セロリの葉　1束
パセリ　2束
フェンネル（ドライ大さじ1でも可）
　1/4パック
トマト　2個
にんにく　1/2個

❶魚の骨と野菜でベースのスープをとる。魚の骨と千切りにしたスープ用の野菜を鍋に入れ、ひたひたよりやや多めの水（約2ℓ）を加え火にかける。
❷沸騰したらよくアクをすくい、約30分〜1時間煮る。
❸にんじん、玉ねぎ、ポワロー、セロリは、千切りまたは、いちょう切りにする。別の鍋にオリーブ油を入れ、これらをよく炒める。
❹弱火にして水分がなくなるまで炒めたら、トマトペーストを入れてさらに軽く炒め、2のスープ1ℓとサフランを入れて、約30分煮る。
❺あなごは半分にし、白身魚は4等分しておく。えびと貝類は殻つきのまま使用する。4の鍋に魚介類を入れ、2〜3分火を通したら、塩で味を調える。

＜アイオリソース＞
じゃがいも　1/2個
卵黄　1個
にんにく　2片
オリーブ油　500cc
サフラン　2つまみ
塩　2g

❶じゃがいもはゆでて裏ごししておく。
❷1に卵黄、すりおろしたにんにくを入れ、オリーブ油を少しずつ加えながら混ぜる。もったりするので、水を少し加えながらつくるのがコツ。
❸2にサフランと塩を加えて混ぜる。

お魚のスープ
(4人分)

さばのアラ（2匹分）　約300〜450g

とら豆　40粒
セロリ　20g
塩　適量

❶とら豆はさっと洗って、豆の2.5〜3倍の水で7〜8時間前からもどしておく。
❷さばを3枚におろし、そのアラでだしをとる。アラに、全体に絡むくらいの少し強めの塩をふり、約1時間冷蔵庫にねかせておく。
❸冷蔵庫からアラをだし、流水で軽く洗い流して塩分をおとす。鍋に入るよう、適当な大きさに切る。
❹鍋に湯を沸騰させ、湯の中にアラを入れる。骨などに残った血を固めるため、ひと煮立ちさせてから引きあげる。固まった血は流水などで洗い流す。
❺セロリは繊維をとってから千切りにしておく。鍋の底にとら豆、セロリをおき、その上からアラを入れ、具がかぶる程度の水を入れ、煮る。
❻途中で味見しながら塩を加える。沸騰してから約20〜40分煮て火からおろし、5分ほどおく。
❼アラが鍋の底に沈んだら、上澄みからスープをとり、キッチンペーパーやさらしなどでこし、器に盛りつける。

秋さばのスパゲティ
（4人分）

さば　約400g（2匹をさばいた重さ）

にんにく　8片
完熟トマト　2個
お魚のスープ（左のレシピ）　800cc
オリーブ油　300cc
スパゲティ（1.6mm）　280g
パセリ　適量
塩　適量

❶魚のスープでおろしたさばは、1匹を上に飾る分として、もう1匹はソースの具として使用する。
❷飾る分は、半身の1／2を1人前として、食べやすい大きさに2〜3等分する。熱したフライパンにオリーブ油を入れ、さばを皮面からキツネ色なるまで中火〜弱火で焼く。色がついたら裏返して身を焼き、八分通り火が通ったらとりだしておく。
❸ソースに入れる分は、フライパンの油をいったん拭きとり、新しくオリーブ油を入れて中火で熱し、表、裏を焼く。
❹3に、にんにくのみじん切りを加えて炒め、薄いキツネ色になったら、さばを木べらなどで粗く突き崩す。皮が残って気になる場合は、のぞく。
❺トマトは1cm幅のくし切りにし、4に加え、強火にしてさらに炒める。
❻トマトの表面に軽く火が通ったら、魚のスープを入れて軽く煮立たせ、塩を加えて味を調える。
❼強めの塩味で固めにゆであげたスパゲティを6に混ぜ、約1分煮詰め、みじん切りにしたパセリを加えて混ぜる。
❽7を皿に盛りつけ、1をのせる。

生理で悩んでいます

WOMAN'S BODY

生理はいわばミニ出産。生命活動として、とても美しいものです。それに生理痛だって、見方をかえればからだを整えるいいチャンスなんですよ。

生理のとき、骨盤はもっともひらいた状態になります。骨盤が十分にひらかず、生理がうまく行われないとき、痛みを使ってそれを知らせているのが生理痛です。ですから、生理痛がつらいからといって、鎮痛剤に頼るのはおすすめできません。せっかくSOSを送っているのに、それを途中で遮断しているだけだからです。

今、生理痛で悩んでいる人も、生活を見なおして、ふだんからからだのベースを整えておくと、生理のとき骨盤が自然にひらいて、生理痛がずっと軽くなりますよ。

また、生理痛を感じたときは、時期にあわせて1～4のケアをしてください。5は次の生理のための準備ですから、必ずいっしょに行いましょう。生理不順の人にも、効果があります。

生理のとき、からだはふだんよりポカンとしたがっています。無理してがんばらないで、ゆったり過ごすよう心がけましょう。

生理痛を軽くするケア

❶生理2、3日前→首の後ろの温シップ。要領は目の温シップと同様（P.70参照）。
❷生理初日→目の温シップ（P.70参照）。
❸生理2日目→鼻柱の温シップ。あたためるのは鼻柱を中心に5cm四方くらいにして、周囲まであたためないこと。タオル地のハンカチが便利。そのほかの要領は、目の温シップと同様（P.70参照）。
❹生理3日目→足湯（P.55参照）。
❺生理最終日→卵巣行気。恥骨の上端に中指をおいて、そのまま自然に手をからだにあてる。手とからだのあいだで呼吸をする気持ちで、しばらくじっとしている。

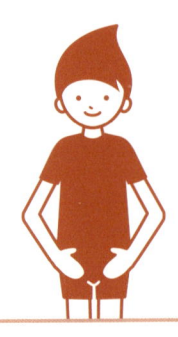

冬のからだ
BODY IN WINTER

からだは
冬眠モードの季節

11月下旬〜2月上旬

からだよりも頭が敏感に

人間は冬眠をしない動物ですが、冬のからだは基本的に、冬眠モードに入っています。現代ではなにかと気ぜわしい年末年始ですが、本来、からだはあまり活動的ではないのです。「再生」の春を前に、からだはいったん小さな「死」を迎える……イメージとしては、そんな感じです。

一方で、冬は大脳神経系が過敏になる季節でもあります。頭とからだは分けられるものではありませんが、あえていうなら、冬はからだよりも頭が先行する季節です。

脳の「偏り疲労」に注意！

大脳神経系が過敏になるということは、つまり頭が冴えた状態になるということ。からだのほうは冬眠モードなので、本を読んだり、音楽を聴いたり、ビデオを観たり、インターネットをしたり……と、インドア系の過ごし方がしっくりきます。

オフィスワークでは、長続きしない一時的なものではありますが、効率がアップするかもしれません。

でもその反面、脳がオーバーヒートしやすい状態ともいえるんです。膨大な情報に常にさらされている現代社会では、脳だけが極端に疲れた「偏り疲労」をただでさえ起こしやすいのですが、大脳の感度がよくなる冬は、これに拍車がかかるわけです。

こういう疲労は、いくら眠っても解消されません。疲れのたまった頭を、ゆるめる必要があるのです。なかでも脳の一部といわれる目は、特に酷使され

がち。
そこで冬のからだレッスンでは、目と大脳の疲れをとるケアをします。

食事で乾燥&寒さ対策を

冬は、乾燥と寒さがいちばん厳しい季節であることもお忘れなく。この時季になると、からだは乾いた空気にも低い気温にもある程度慣れてきています。とはいえ、やはりからだにとって、寒さも乾燥も負担であることにかわりはありません。

冬におすすめしたいのは、根菜類と良質の油をたっぷり使ったお料理です。玉ねぎ、じゃがいも、にんじん、ごぼうなどの根菜類は、からだをあたためる効果があります。

また、油をしっかりとることで、油分が皮膚表面までいきわたり、これが一種のバリアになって、乾燥や寒さからからだを守ってくれます。皮膚の表面というのは、栄養分が最後に割りあてられる場所なので、食事に油が足りないと、すぐにカサカサになってしまいます。逆にいうと、皮膚の状態がよければ、からだ全体の栄養状態がいいということになります。

また、この時季に油をきちんととることは、春に向けての準備でもあるのです。春、からだはいっせいに新しい細胞をつくりはじめます。油は、その細胞を包む細胞膜の材料になります。細胞膜の質は、細胞の生命力、いいかえれば、からだ全体の生命力に影響します。だからこそ、油は種類と質にこだわって選んでほしいのです（P.114参照）。

からだレッスン

目の温シップ
＜寝不足の朝にも効果的＞

ポイントは、タオルをあたためなおすあいだの時間です。この間に、表面の熱が目の奥にいきわたり、目の疲れをいやしてくれるのです。

❶熱め（42〜43℃）のお湯でタオルをあたため、よくしぼる。

❷あおむけになるか、楽な姿勢でいすに座り、タオルを目の上にのせて、しばらくそのままにして目をあたためる。

❸タオルが冷めたらお湯であたためなおし、再度タオルを目の上におく。

❹お湯の温度を下げないように、適宜差し湯をすること。2、3を繰り返しながら、全部で12分間くらい続ける。

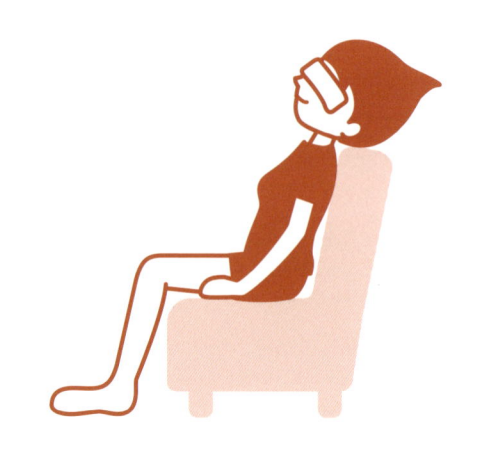

大脳神経系が過敏になる冬は、目もオーバーワークになりがち。
目の疲労は温シップで解消しましょう。
また、アキレス腱と脳はつながっていて、脳が疲れるとアキレス腱が固くなります。
「アキレス腱のばし」は、これを逆手にとって、
アキレス腱の柔軟性をとりもどすことで、
脳の疲れを解消しようというもの。からだって本当におもしろいですね。

アキレス腱のばし
＜頭が冴えてくる！＞

アキレス腱と脳は連動しています。大脳神経系が疲労しやすいこの時季は、アキレス腱のケアも大切です。アキレス腱に負荷がかかっているのを、意識しながらやりましょう。

❶両足を軽くひろげ、片脚を半歩前にだし、手を頭の上であわせる。このとき、重心を両足のあいだにおくこと。

❷息を吐きながら、ひざを曲げて、からだ全体をゆっくり垂直に下げていく。このとき、後ろの脚のアキレス腱が、ぐーっとのびるのを意識すること。

❸息を吸いながら、元の姿勢にもどる。これを左右４、５回繰り返す。

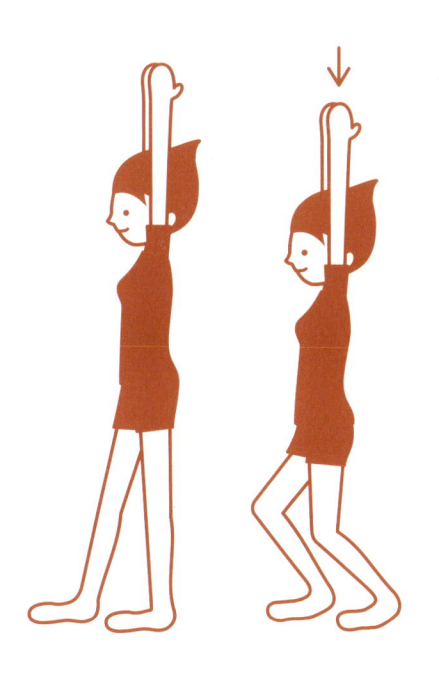

春に向けて
やっておきたいこと

顔くしゃ
＜ゆるみやすいからだをつくる＞

これまでお話してきたように、本来からだは、季節にあわせて自然に変化していくものです。この変化を妨げないよう、からだはできるだけゆるめておきたいのです。

これは1年を通じていえることですが、この時季は特に大切です。なんといっても、骨盤がもっともひらく季節を、もうすぐ迎えるんですから。寒さによるからだの緊張を解いて、ダイナミックな春の変化を受けとめられるからだになっておきましょう。

おすすめは「顔くしゃ」です。やり方はかんたん。顔の筋肉をあちこち動かして、思いっきりヘンな顔をするだけです。やってみるとわかりますが、思いのほか、顔はこわばっています。これでは表情も乏しくなってしまいますね。

「顔くしゃ」で顔の筋肉をほぐしていくと、頬骨がゆるみはじめ、やがて、からだがほぐれてきます。目や頬がピクピクと細かくけいれんしてきたらしめたもの。ゆるみきる一歩手前です。

顔には、からだ全体の状態が表現されています。からだの調子が悪いと顔に表れるのと同じように、表情豊かない顔をしていると、からだも整ってくるのです。

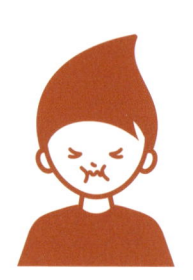

冬の冷え対策
熱をつくれるからだに

冷え Tune up your body

外から帰って、暖房のきいた室内に入っても、手や足が冷えたままあたたまらない。冬になると、そんな悩みをよく耳にします。冷えによって筋肉がこわばり、それが不調の原因になることもあるので、単なる冷えだからといってあなどれません。

冬の冷えの原因のひとつとして考えられるのは、全身をあたためるだけの十分な熱を、からだがつくれないことです。そうなると、熱は内臓のあるからだの中心部に優先して送られます。からだは、どんなときでも生命維持を最優先させるので、手や足は優先順位が低いんですね。だから、いったん外の気温で手足が冷えてしまうと、なかなかあたたまることができないのです。

熱を十分につくれないのは、ビタミンB1不足も原因のひとつです。熱の主な原料は糖ですが、糖を熱に変換するときに、ビタミンB1が必要なんです。冬は体温保持のために、夏よりもたくさんの熱をつくらなければならないので、ビタミンB1の不足には、特に気をつけたいところです。

ビタミンB1は精製度の低い穀物や豆、豚肉などに多くふくまれています。また、とりだめができないので、毎日継続してとる必要があります。そう考えると、ビタミンB1は、玄米や三分づきのごはん、豆など、毎日食べる主食からとるほうがいいと思います。

それから、寒い外から帰ったときに、ぜひ手の温浴をためしてみてください。手を熱め（45℃くらい）のお湯に手首までひたし、そのまま7〜8分じっとしています。かじかんだ手があたたまったころには、肩や首も次第にゆるみ、からだ全体のこわばりもとれてきます。首のつけ根にじんわり汗をかいたら、冷えないようにきちんと拭いておいてくださいね。

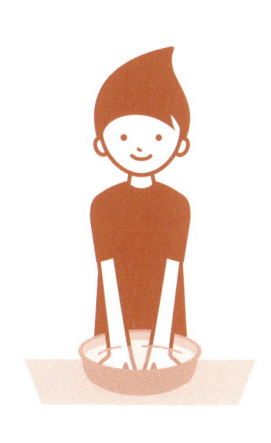

冬のレシピ

豆ペーストのチキンロール

華やかなので冬のパーティメニューにおすすめです。ストックできる便利な豆ペースト（P.111参照）を使った応用レシピ。

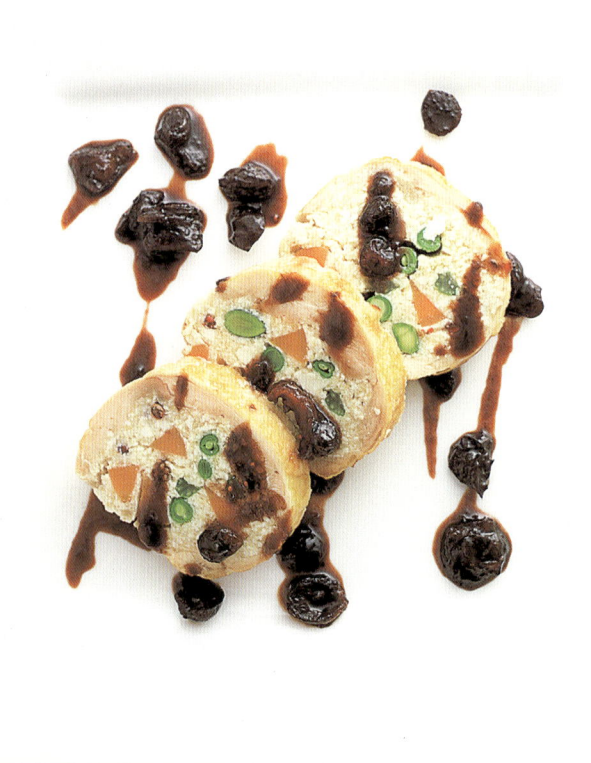

まるごと玉ねぎの
オニオングラタンスープ

20種類以上ものアミノ酸をふくんでいる玉ねぎ。ことこと煮込んで、うま味を思う存分楽しめる、冬のあったかレシピです。

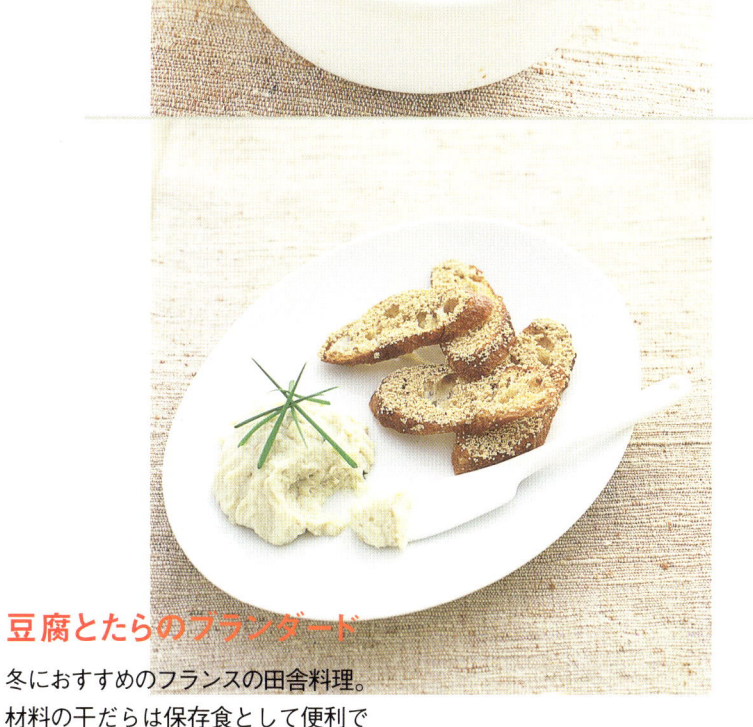

豆腐とたらのブランダード

冬におすすめのフランスの田舎料理。材料の干だらは保存食として便利です。ふだんのお料理にとり入れてみてください。

recipes
冬のレシピ

豆ペーストのチキンロール
（3人分）

鶏もも肉（骨がないものなら）　250g
豆ペースト（P.111参照）　140g
にんじん　1/3本
いんげん　6本
豆乳　20cc
オリーブ油　適量
塩　適量
胡椒　適量
ナツメグ　少々

❶固めにつくった豆ペーストをボウルに入れ、豆乳、塩、胡椒、ナツメグを加えてよく混ぜる。やわらかいと、肉にまくときに流れでてしまうので、豆乳の量を加減して固めにつくる。
❷いんげんはそのまま、にんじんは6〜7cmの棒状に切り、ゆでるか蒸す。
❸骨つき肉の場合は、骨にそって切れ目を入れ、骨を外す。全体の厚さが均一になるように、さらに切れ目を入れながら、観音開きにする。塩、胡椒を肉の内側に軽くふり、約1時間おいて馴染ませる。
❹まな板に、もも肉の2〜2.5倍くらいのオーブンシートをひろげる。
❺4のもも肉を皮面を下にしてしき、表に調味した豆ペーストを5mmくらいの厚さでのせる。その上に、いんげん、にんじんを彩りよくのせ、さらに野菜が軽くかくれるくらいのペーストを塗る。
❻オーブンシートをまきすの要領で持ち、肉と中身をまき寿司のようにまきあげる。両端をオーブンシートごとねじって止め、竹串で何カ所か穴を開けて冷蔵庫で約1時間ねかせる。
❼形が落ちついたところでオーブンシートを外し、肉の上から崩れないようにたこ糸を数周まきつける。
❽熱したフライパンにオリーブ油を入れ、7を入れる。弱火で皮面に色をつけ、さらに表面を均一に焼いて肉に火を通す。

＜赤ワインとバルサミコ酢のドライフルーツソース＞

レーズン・プラム・あんず（好みで）
　100〜200g
赤ワイン　100〜200cc
バルサミコ酢　100〜200cc
オリーブ油　20cc

❶プラム、あんずは5mmの角切りにする。
❷ドライフルーツがひたるくらいの量の赤ワインを沸騰させ、アルコール分をとばす。このとき、赤ワインと同じ分量のバルサミコ酢を計量しておく。
❸あたためた赤ワインにドライフルーツをひたし、水気をもどす。
❹別の鍋にバルサミコ酢を1/2〜1/3量になるまで煮詰め、煮詰まったらレーズンと3のドライフルーツを鍋に加

え、さらに煮詰める。
❺軽いとろみを感じるようになったら、火からおろして、オリーブ油を全体の1/10～1/8加える。煮詰まりすぎたときは、水を加えて調整する。

まるごと玉ねぎの
オニオングラタンスープ
（1人分）

玉ねぎ　1個
30cmくらいのバゲット　1/2本
ピザ用チーズ　適量
A
┌ブラックペッパー　1粒
│コリアンダー　3粒
│鷹の爪　1/2本
└ローリエ　1枚

❶玉ねぎは薄皮をむき、Aの材料といっしょに鍋に入れる。
❷材料がかぶるくらいの水を加え、蓋をして、玉ねぎが中までやわらかくなるまで、中火で約30分～1時間煮る。箸がすっと通るくらいが目安。
❸2の玉ねぎを耐熱容器にうつし、玉ねぎのまわりに約1cmにスライスしたバゲットを入れ、2のゆで汁を玉ねぎの8分目の高さまで注ぐ。
❹チーズを耐熱容器の材料の表面がかくれるくらいのせ、230～250℃のオーブンで約15分、チーズがとろけて少

し焼き目がつくまで焼きあげる。

豆腐とたらのブランダード
（4人分）

干しだら　80g
豆腐　2/3丁
じゃがいも　1/2個
豆乳　150cc
スライスしたバゲット　12～16枚
オリーブ油　適量
けしの実　適量

❶鍋に湯を沸騰させ、4～5等分に切った干しだらを入れ、しばらく火にかけて、たらをもどす。
❷たらがもどったら湯を捨て、そのまま水分がとび、でんぶのような状態になるまで、弱火で炒る。
❸じゃがいもは、やわらかくゆでてから、裏ごし器やざるでこしておく。
❹豆腐を布巾かキッチンペーパーで包み、重石をしてよく水切りしておく。
❺4をフードプロセッサーなどでピューレ状にし、2のたらと3のじゃがいもとあわせる。さらに豆乳を加え、ペースト状に混ぜあわせ、ブランダードをつくる。
❻スライスしたバゲットに、オリーブ油、粒のけしの実をつけてオーブンでカリッとするまで焼き、ブランダードをつけていただく。

RECIPES

豆腐とかぶの豆乳鍋

鍋の中で煮詰まると、豆乳が凝縮されてなんともいえない深い味わいになります。ぜひおためしあれ。葉野菜やきのこ類もあいます。

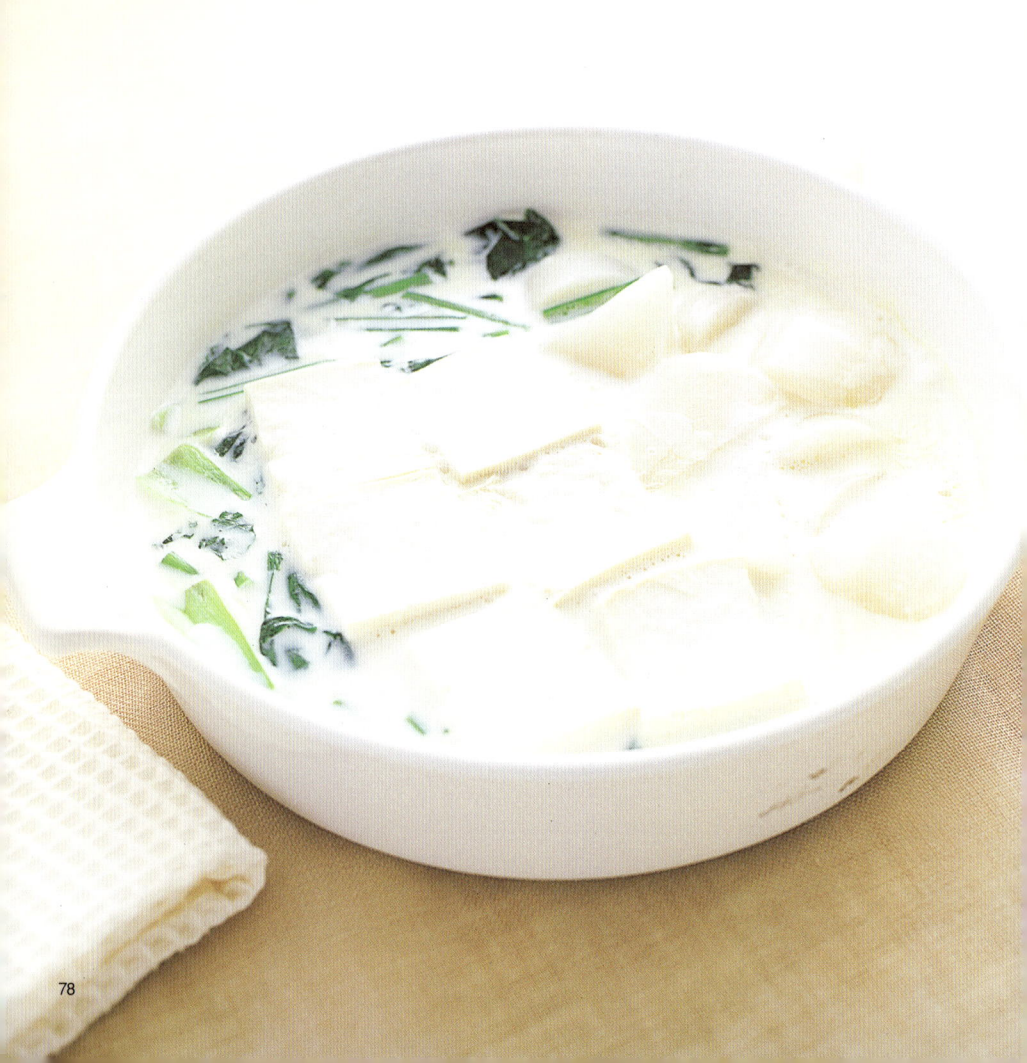

白菜ときのこのブレイズ

ブレイズとは蒸し煮のこと。水分の多い白菜は、少量の水で調理できるぴったりの素材です。オリーブ油で、うま味も栄養価もさらにアップ。

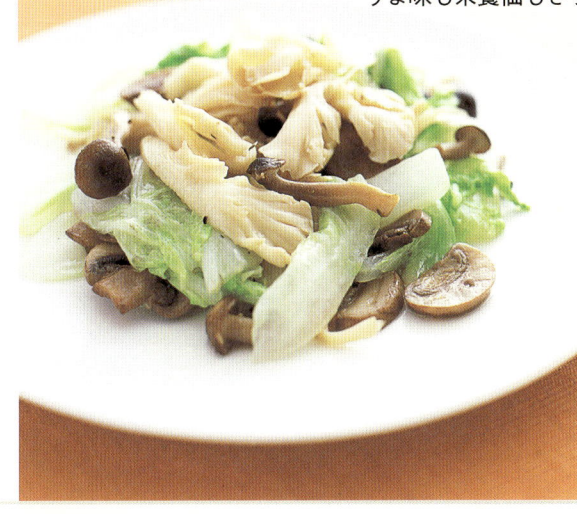

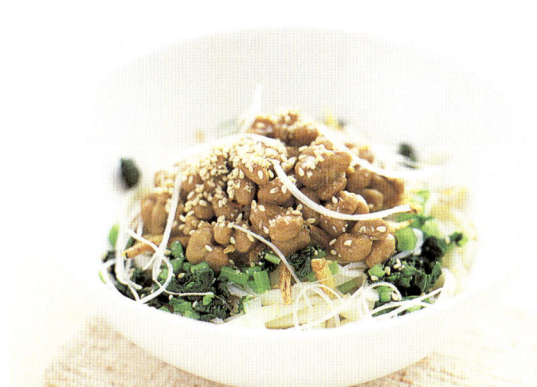

キヨズ風ひっぱりうどん

主食としておすすめしている穀類と豆類の組みあわせは、東北地方の郷土料理にもありました。あつあつ釜あげうどんと、納豆のコンビが絶妙。

recipes
冬のレシピ

豆腐とかぶの豆乳鍋
（2人分）

かぶ　2個
豆乳　500〜800cc
豆腐　1丁
塩　適量

❶かぶは縦1/2〜1/4の食べやすい大きさに切り、下ゆでして六〜七分通り火を通しておく。
❷鍋に豆乳、豆腐と1を入れ、火にかける。
❸2の具に火が通り、あたたまったら火からおろす。かぶに歯ごたえが残るくらいが目安。
❹味見しながら塩を加える。先に塩を加えると、豆乳が分離するので注意すること。

白菜ときのこのブレイズ
(2人分)

白菜（大きい葉なら）　4枚
白舞茸（普通の舞茸でも可）　1パック
しめじ　1/2パック
マッシュルーム　6個
オリーブ油　大さじ1
白ワインまたは水（好みで）　大さじ2
塩　適量

❶白菜の葉の部分は5cm幅に横に切る。芯の部分は5cmの長さの食べやすい大きさに、繊維にそって薄切りにする。しめじは食べやすいようにほぐしておく。
❷フライパンに1とマッシュルーム、白舞茸を入れ、オリーブ油、塩、白ワインまたは水を加え、中火にかけて蓋をする。
❸フライパンがジュ、ジュと音をたてはじめたら弱火にし、フライパンをゆすりながら約4〜5分火を通す。

キヨズ風ひっぱりうどん
(2人分)

うどん（乾麺）　200〜300g
納豆　1パック
長ねぎ　1/4本
青菜　5〜6株
しらす　30g
ごま　小さじ1
八方だし（P.110参照）　適量

❶納豆は、あらかじめ練っておく。大粒の場合はみじん切りにすること。
❷長ねぎは白髪ねぎにし、青菜はゆでて5mmの小口切りにしておく。
❸1と長ねぎ、青菜、しらす、ごまをすべてあわせて混ぜる。
❹うどんをゆでて湯を切り、あたたかいまま器に盛りつける。
❺4に3をのせ、八方だしを好みの量まわしかける。
＊八方だしは味が濃いので、食べる人が好みや体調にあわせて、かける量を加減すること。

便秘をなおす方法は？

WOMAN'S BODY

排泄というのは本来、とても清々しいもの。うんちをする心地よさを毎日実感できる生活は、それだけですごくハッピーだと思います。便秘は、からだによくないことはもちろんですが、なにより気持ち悪いのが、不愉快ですよね。いくつか具体的なアドバイスをします。

まず水と食物繊維をしっかりとること。ここでいう水には、ジュースやコーヒー、お茶はふくみません。あくまで普通の水を、ちびちびと意識的に飲んでみてください。ペットボトルの水をデスクに用意しておいて、気がついたらひと口飲む、というようなペースがいいですね。精製された白い砂糖も、控えてください。ふつうに売られている甘いお菓子やアイスクリームには、白い砂糖がたっぷり入っています。白い砂糖は腸の蠕動運動を鈍くするので、うんちがでにくくなります。甘いものが食べたくなったら果物やドライフルーツ、未精製の砂糖を使ったお菓子を食べましょう（P.26参照）。

また、腰部活点に指をあてるケアも、効果があります。ここは消化器の調整ポイントで、指を軽く押しあててじっとしていると、腸が活発に動きはじめます。しばらくすると、トイレにいきたくなりますよ。ウエストをつかんだとき、自然に親指がおさまる位置にあります。

それから、特に女性に多い気がするのですが……うんちをすることをなんとなく恥ずかしいと思っていませんか？　だから会社や学校でトイレにいきたくなっても、ついがまんしてしまったり。便秘が女性に圧倒的に多い理由は、このあたりとも関係していると思います。うんちをすることは生物としての自然な営みです。少しずつでもそう思えるようになれば、いつのまにか便秘知らずになっているかもしれませんよ。

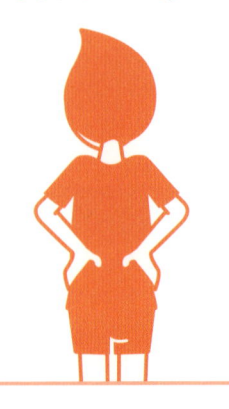

毎日のからだ
EVERYDAY-BODY

ナチュラルな
からだをつくる
基本ルール
毎日の食事の組み立て方

ナチュラルなからだのための食事は
とてもシンプルなものです。
いくつかの基本的なルールを
押さえておけば
専門学的な栄養の知識や
カロリー計算も必要ありません。
まずは、素材や調味料に
質のよいものを選びましょう。
あとは、食べたいものを
きちんと食べていくことで
からだに必要な栄養素を
バランスよくとることができるんです。

1 主食はごはん ＋お豆！
→詳しくはP.86〜89

穀類と豆類を2：1の割合で食べます。これが食事の土台になります。穀類の中でもメインとなるのは、お米。特に玄米や三分づき米など、精製度の低いものがおすすめです。

2 野菜はいろいろ＆ たっぷり食べる
→詳しくはP.98〜105

野菜は「葉野菜・果菜」と「根菜」のどちらも必要です。いろいろな種類の野菜を、たっぷりしっかり食べてください。また、野菜の量の1割くらいは、生でとるようにします。

魚と肉は
オプションメニューで
→詳しくはP.94〜97

魚や肉は毎日食べなくてもOK。卵も同様です。量よりも質と鮮度にこだわりましょう。魚か肉で迷ったら魚を。特に、あじやいわし、さば、さんまがおすすめです。

上質な油を
きちんととる
→詳しくはP.114〜117

ぜひとり入れたいのが、オメガ3の亜麻仁油。ただし亜麻仁油は加熱できないので、加熱用には酸化しにくいエクストラヴァージンのオリーブ油を常備します。

調味料は本物主義で
→詳しくはP.106

保存料や添加物を使用していない、質のよい調味料を選びます。醤油、みそ、酢、酒などはきちんと熟成したものを。塩は天然塩に限ります。

主食は
ごはんと豆!

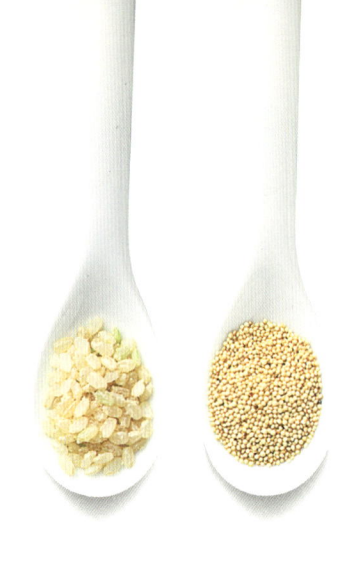

食事を組み立てるとき、主食となるのは穀類と豆類です。豆類には豆腐や油揚げ、納豆、みそなどの豆製品もふくめて考えます。

穀類と豆類はどちらか一方ではなく、組みあわせることに意味があります。目安として、穀類と豆類が2:1の割合になるように食べてください。この比率で食べることで、エネルギーとなる糖分以外に、アミノ酸をバランスよくとることができるからです。

穀類にはお米のほかに、小麦からつくられるパンやうどん、パスタ、それにとうもろこしなどもふくめますが、基本はやっぱりお米です。豆との相性も小麦よりお米のほうが優秀ですし、日本人の体質にはお米がいちばんあっています。

お米はできるだけ精製度の低いものを選んでください。精製度ゼロのお米が玄米です。栄養価としてはこれがいちばん高いのですが、「玄米はちょっとめんどう」という方には、三分づき米がおすすめです。また、お米にアマランス（上の写真右）を加えて炊いたり、ごはんにしらすや刻んだ青菜を混ぜるなど、プラスひと工夫すれば栄養価はさらにレベルアップしますよ。

ごはんと豆はもちろん別々に食べてもいいのですが、豆ごはんのつくり方をマスターしておくと、心強い味方になってくれます。それだけで食事の土台ができたようなものですから、あとの組み立てがとてもラクになります。

穀類と豆類を2:1の割合で食べるというのは、僕が考えだしたことではありません。日本人をはじめ、世界中のさまざまな民族が、伝統的に穀類と豆を組みあわせて食べてきたのです。考えてみれば、お赤飯も豆ごはんもおはぎも大福も、みんなそうでしょう。昔の人はお米と豆の黄金比を、経験的に知っていたんですね。

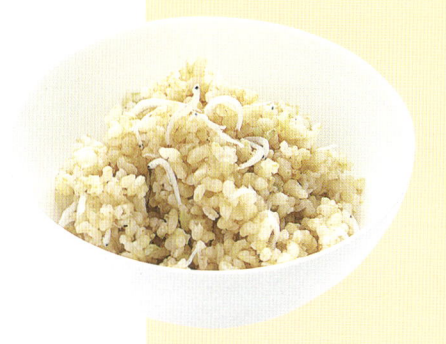

アマランス入り しらすごはん

三分づき米に擬穀物であるアマランスを入れると、アミノ酸バランスがさらにアップし、食感もモチモチとしておいしくなります。

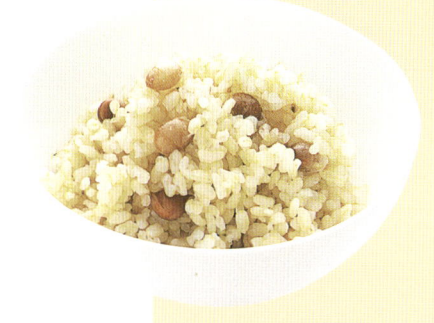

炒り大豆ごはん

穀類＋豆類の基本ルールの代表レシピ、豆ごはん。先に炒っておけば、ひと晩もどして煮なくても、ごはんといっしょに炊けるので手軽です。

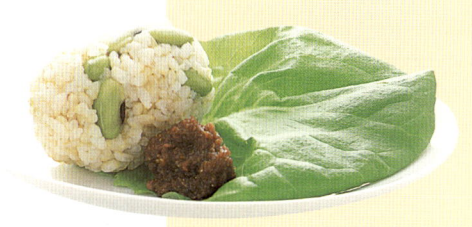

青大豆入りこむすび

ひと口サイズのかわいいこむすびは、おみそをつけてレタスで包んでいただきます。青大豆以外のどんなお豆でもあいます。

recipes

主食はごはんと豆！

アマランス入りしらすごはん
（2〜3人分）

三分づき米　2カップ
アマランス　約大さじ1
しらす　適量

❶米はといでざるにあげ、30分おく。
❷炊飯器に米をセットし、まず普通に水加減をする。さらにアマランスを加え、全体を軽く混ぜてから、炊きあげる。少量の塩を加えてもおいしい。
❸炊きあがった2に、しらすを好みの量混ぜる。

炒り大豆ごはん
（2〜3人分）

三分づき米　2カップ
大豆　1/2カップ
塩　小さじ1弱

❶米はといでざるにあげ、30分おく。
❷大豆はさっと洗って、ざるにあげる。鍋にうつし、蓋をして弱火にかけ、ゆらしながら、豆の皮がはじけて筋が入るまで約5分炒る。たまに蓋を開けて、様子を見ながら炒ること。
❸炊飯器に米、塩をセットし、まず普通に水加減をする。さらに1の大豆と水約30cc（大豆の量の30％が目安）を加え、炊きあげる。

青大豆入りこむすび
（2～3人分）

三分づき米　2合
青大豆　1/2カップ
サラダ菜（サニーレタスまたはレタスでもよい）　8～10枚
塩　小さじ1/2
みそ　適量

❶青大豆は、さっと洗ってから水約200cc（豆の2倍が目安）で7～8時間前からもどしておく。
❷米はといでざるにあげ、30分おく。
❸炊飯器に米と塩をセットし、まず普通に水加減をする。さらに1の青大豆を水ごと加え、全体を軽く混ぜてから炊きあげる。
❹3を手のひらにのるくらいの小さなおむすびににぎり、サラダ菜、みそを添える。こむすびにみそをつけ、サラダ菜でまいていただく。

お米の話

玄米や三分づき米を、食べたことがありますか？　いちばん外側のもみ殻だけをのぞいたのが玄米で、玄米についているぬかや胚芽部分を、完全にとりのぞくと白米になります。そして玄米と白米のあいだには、ぬかを何割けずったかによって、三分づき米、五分づき米、七分づき米などがあるのです。
ぬかや胚芽部分には、ビタミンやミネラル、食物繊維が豊富にふくまれています。ですから、お米はできるだけ精製度の低いもの、つまり玄米により近いものを食べるほうがいいのです。
僕は、消化がよく白米と同じように炊ける、手軽な三分づき米をおすすめしています。
三分づき米は、お米屋さんにお願いすると精米してくれます。まわりに残っているぬかが酸化しやすいので、密閉容器に入れ、なるべく1カ月以内に食べるようにしてください。

お豆で
たんぱく質をとろう

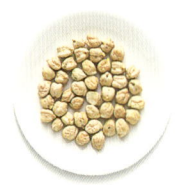

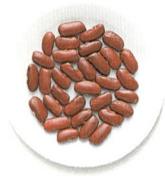

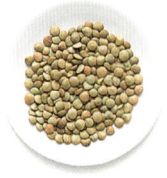

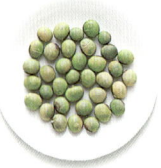

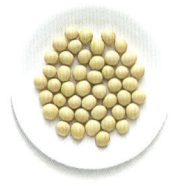

からだは、主にたんぱく質でできていて、そのたんぱく質を構成しているのがアミノ酸です。人間のからだに必要なアミノ酸は約20種類。そのうちの半分以上はからだの中でつくりだすことができるのですが、9種類は食品からとる必要があります。これを「必須アミノ酸」と呼んでいます。

この9種類の必須アミノ酸を食事からとるための最良の方法は、ごはんと豆を2：1の割合で食べること。豆には必須アミノ酸のうちの7種類が豊富にふくまれていて、お米には残りの2種類がたっぷり入っています。ですから、豆とお米で9種類がすべてとれるのです。それに豆とお米にふくまれる必須アミノ酸は、からだで使われるときにほとんどムダがでないという長所もあります。

つまり、ごはんと豆をベーシックに食べていれば、動物性のたんぱく源である肉や魚や卵は、たくさん食べなくていいということになります。特に肉は動物性脂肪が多いので、ときどき少量を食べるくらいでちょうどいいのです。

豆は、大豆や小豆、ひよこ豆など、乾燥したものが、いろいろ売られています。缶詰もありますが、自分でゆでたほうが格段においしくて、栄養もあります。

豆は水でもどすのがめんどうと思っている人が多いようですが、レンティル豆やスプリットピーなど、そのまま使える豆もありますし、いざとなれば熱湯に40分ほどつけてもどす、なんて裏ワザも使えます。やってみるとほとんど手間はかかりません。

基本の豆のゆで方はP.92で解説していますので、参考にしてください。

また、ゆでた豆は冷凍保存しておけば、3週間はおいしく食べられます。好きなときに好きなだけ使えるので便利です。

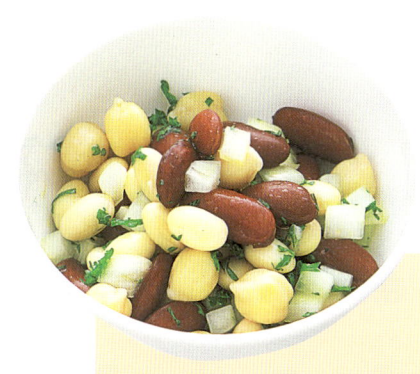

ミックス・ビーンズ・サラダ

一度食べたらやみつきになるおいしさ。3種類の豆をしっかり一度に食べられる、シンプルだけど定番にしたいレシピです。

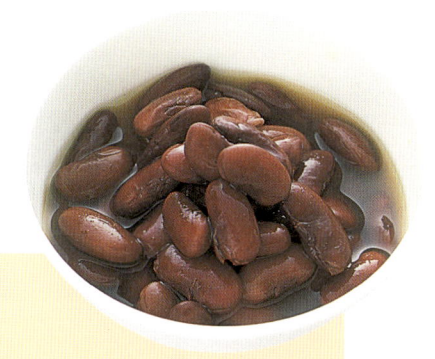

豆のふくめ煮

日本の常備菜の定番、豆のふくめ煮はぜひおぼえておきたい。食卓に並んでいるだけで、心がホッとするレシピです。お豆はなにを使ってもOK。

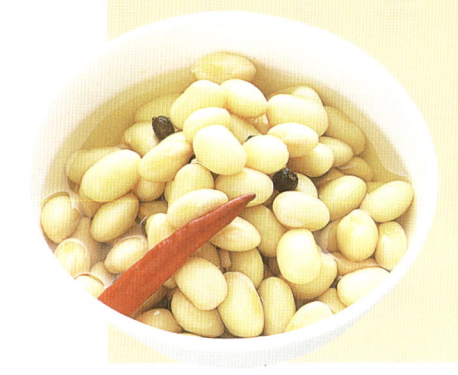

豆のピクルス

保存のきくピクルスにすれば、いつでも手軽に豆が食べられます。和食にも洋食にもあうので、食卓に常備して。

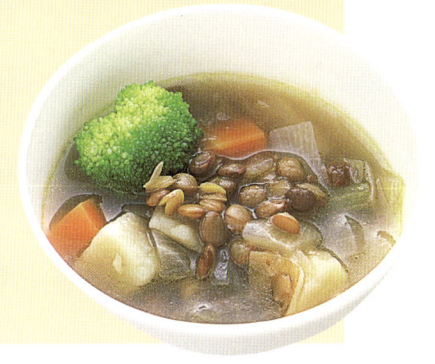

豆スープ

豆をもどす時間がないときには、そのまますぐに使えるレンティル豆がおすすめです。野菜といっしょに煮込むだけのかんたんスープ。

recipes
お豆でたんぱく質をとろう

基本の豆のゆで方

豆はさっと洗って、2.5〜3倍の水で7〜8時間もどす。ゆでる前に、豆が水の表面からでているようだったら水を足し、豆の種類によって20〜40分ゆで、ざるにあげる。途中で豆の固さをチェックしながらゆでること。ゆで過ぎると栄養分や豆の味が抜けてしまうので、ゆで過ぎに要注意。豆の種類によってゆで加減が違うので、ひと種類ずつゆでたほうがうまくいく。

ミックス・ビーンズ・サラダ
（2〜3人分）

3種の豆　あわせて1カップ（割合は好みでよい）
　大豆
　キドニービーンズ
　ヒヨコ豆
玉ねぎ　1/6個
パセリのみじん切り　1/2カップ
亜麻仁油（2〜3日保存したいときは、なたね油）　大さじ2
塩　適量
酢　80〜100cc

❶豆はさっと洗って7〜8時間前からもどしておく。基本の豆のゆで方を参考に、豆の種類にあった時間でそれぞれ固めにゆでる。
❷玉ねぎとパセリはみじん切りにしておく。
❸ゆでた豆と2、亜麻仁油をあわせ、味見しながら、酢、塩の順に加える。

豆のふくめ煮
（4人分）

キドニービーンズ　1/2カップ
基本のだし（P.111参照）　300cc
酒　大さじ1〜
醤油　大さじ1〜
塩　ひとつまみ

❶キドニービーンズはさっと洗って、7〜8時間前からもどしておく。
❷基本のだしを、酒、醤油、塩で調味する。
❸豆を鍋に入れ、2をひたひたにつかるくらい注ぎ入れて、火にかける。蓋をして味が馴染むまで、弱火で15〜20分煮る。

豆のピクルス
（4人分）

大豆　1/2カップ
ベイリーフ　1枚
鷹の爪　1本

ブラックペッパー　5粒
オールスパイス　2〜3粒
酒　大さじ1
塩　小さじ1/2
米酢　約100cc（豆がひたる量が目安）

❶大豆はさっと洗って、7〜8時間前からもどしておく。基本の豆のゆで方を参考に、固めにゆでる。
❷酢以外の材料をすべてあわせ、蓋の閉まる容器に入れ、酢を注ぎ入れて冷蔵庫で漬け込む。2〜3日から1週間が食べごろ。

豆スープ
（4人分）

ブロッコリー　1/3房
レンティル豆　1/2カップ
玉ねぎ　1/4個
にんじん　1/4個
セロリ　2/3本
じゃがいも　小1個
ベイリーフ　適量
オリーブ油　大さじ1
塩　適量

❶ブロッコリーは小房に分け、ゆでておく。ブロッコリーの芯の部分は、生のまま1.5cm角に切る。
❷玉ねぎ、にんじん、セロリ、じゃがいもを1.5cm角に切る。
❸熱した鍋にオリーブ油を入れ、玉ねぎ、ベイリーフ、にんじん、セロリ、じゃがいもの順に炒める。
❹全体に六分通り火が入ったら、洗ったレンティル豆をそのまま加え、水を約750cc（具の総量の約3倍）を加えて20分煮る。最後に生のブロッコリーを加え、塩で味を調える。
❺火をとめてから、1のゆでたブロッコリーを加える。

おすすめの鍋

僕は加熱調理全般にステンレスの多層構造鍋をすすめています。熱の伝わりがよく、強火で長時間加熱する必要がないからです。たとえば魚を蒸し焼きにすると、理想的な温度でたんぱく質に熱が加わり、魚の持つおいしさを最大限に引きだすことができます。また、蓋から蒸気がもれにくいので、野菜ならほとんど水なしで加熱できます。豆も最小限の水でゆでることができるので、栄養素を逃がしません。
僕は、ビタクラフト社製の鍋（P.119参照）を使っています。弱火が基本で加熱時間も短いので、ガス代の節約にもなります。普通の鍋に比べて少し値ははりますが、それだけの価値は十分あると思いますよ。

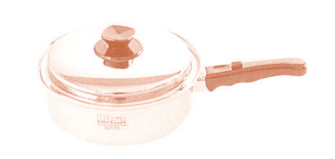

魚と肉は
オプションメニューで

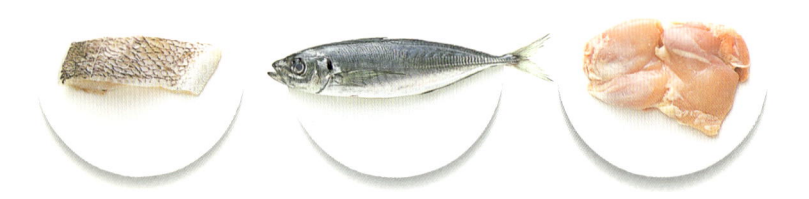

魚や肉は、動物性のたんぱく質が豊富です。この動物性たんぱく質には、9種類の必須アミノ酸がすべてふくまれていますが、基本的に必須アミノ酸は主食であるごはんと豆からとることができるので、魚や肉はそれを補う程度で十分です。特に肉は、消化の際にからだに負担がかかるので、ときどき良質なものを少し食べるくらいでいいでしょう。

魚と肉では、むしろ魚を優先して食べることをおすすめします。あじやいわし、さば、さんまなどの魚には、不足しがちなオメガ3タイプの油が豊富にふくまれているので、特に意識してとるといいでしょう（P.114参照）。

魚はできるだけ天然のものを、またオメガ3の油はとても酸化しやすいので鮮度にもこだわって選んでください。食べ方としては、魚の栄養が丸ごといただけて消化もいい、お刺身がベストです。蒸し焼きもいいですね。蒸し焼きは魚の水分からでた水蒸気でゆっくり加熱が進むので、魚のうま味がもっとも引きだされる加熱法です。

肉を食べるなら、僕は鶏肉をすすめています。お肉の中では脂肪分が少なく比較的消化しやすいからです。でも鶏肉だからといって、食べ過ぎないでくださいね。

肉を食べないとスタミナがつかないと思っている人がいますが、そんなことはありません。エネルギーになるのは糖や脂肪で、たんぱく質ではないからです。それに肉をたくさん食べると、アミノ酸のとり過ぎでかえってからだがだるくなってしまうので、注意してください。

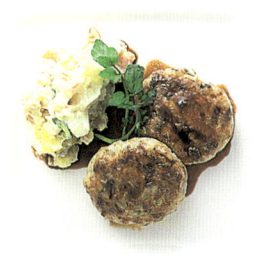

海のハンバーグと
2色のポテトサラダ

魚のハンバーグの意外なおいしさに、きっと感激してもらえるはず。根菜がしっかりとれるサラダを添えれば、それだけで満足できるひと皿に。

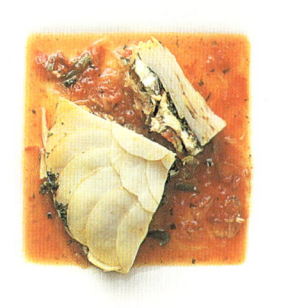

鯛と野菜の重ね蒸し

材料を、切って重ねて煮込むだけ。豪華に見えるからおもてなし料理にも。たくさんの野菜と魚のうま味のハーモニーが、おいしさの秘密です。

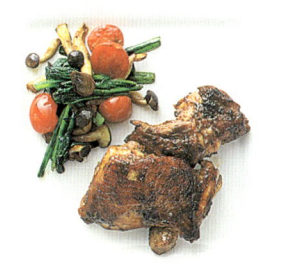

地鶏の
みそバルサミコ風味

発酵食品であるみそとバルサミコ酢を組みあわせたソースだから、漬けると保存がきいて便利です。豚肉や鮭とも相性がよいので、おためしを。

recipes

魚と肉はオプションメニューで

海のハンバーグと2色のポテトサラダ
（3人分）

＜海のハンバーグ＞
あじ　中3匹（約600g）
玉ねぎ　1/4個
にんにく　1/2片
生姜　小指大
クレソン　3～6本
片栗粉　小さじ1
赤ワイン　大さじ4
塩　小さじ1
醤油　大さじ2
胡椒　適量
オリーブ油　適量

❶あじは、頭とはらわたを取りのぞいて3枚におろし、皮をとってからあらく包丁で刻んで5mm大に切る。玉ねぎは5mm角に、にんにく、生姜はみじん切りにしておく。
❷1と片栗粉、塩、胡椒をあわせて混ぜ、3等分にして小判形にまるめる。あまりこねすぎないことがポイント。
❸熱したフライパンにオリーブ油を入れ、2を並べて蓋をし、強火で焼き色をつけたら裏返し、蓋をしてもう片面も中火で焼く。じっくり焼くことが、固くならないコツ。
❹ハンバーグをとりだしたフライパンに赤ワインを加え、強火で熱してアルコール分をとばし、醤油を加える。
❺ハンバーグにソースをかけ、クレソンを添える。

＜2色のポテトサラダ＞
ひよこ豆　1/4カップ
じゃがいも　2個
さつまいも　1/3本
にんじん　中1/4本
玉ねぎ　中1/4個
きゅうり　1/2本
マヨネーズ　80g
塩　適量

❶ひよこ豆はさっと洗って、2.5～3倍の水で7～8時間前からもどし、普通の固さにゆでる。
❷じゃがいも、さつまいもは適当な大きさに切り、にんじんはいちょう切りにしてから、それぞれゆでる。
❸玉ねぎは薄切りにする。きゅうりは輪切りにして塩をひとふりしてから、水気をしぼっておく。
❹1～3の材料をあわせて混ぜ、マヨネーズ、塩で味を調える。
＊野菜をゆでるときは、水に栄養素やうま味がとけださないよう、できるだけ大きく切って、ゆでるとよい。可能なら切らずにゆでてもよい。

鯛と野菜の重ね蒸し
（3人分）

トマト缶　1/4缶
玉ねぎ　1/4個
ピーマン　1個
じゃがいも　1個
セロリ　1/2本
パセリのみじん切り　1/4カップ
鯛　100g
オリーブ油　大さじ1/2
塩　適量
胡椒　適量

❶トマト缶はトマトをつぶしておく。
❷玉ねぎは薄いくし切りに、ピーマン、じゃがいもは薄い輪切りにする。セロリは小口切り、パセリはみじん切りにし、鯛はひと口大のそぎ切りにしておく。
❸鍋にオリーブ油、トマト、玉ねぎ、ピーマン、セロリ、鯛、パセリ、じゃがいもの順に重ねる。各層に軽く塩、胡椒をふる。いちばん下がトマト、いちばん上がじゃがいもであれば、そのあいだの順番はなんでもよい。
❹鍋を弱火にかけ、約45分加熱する。

地鶏のみそバルサミコ風味
（2人分）

地鶏もも肉　1枚（200g）
小松菜　1/4束
しめじ　1/2パック
プチトマト　6個
オリーブ油　適量

●調味液
P.110のみそバルサミコソースの分量を2.5倍したものに、さらにみそを大さじ2加える。

❶もも肉は、調味液に1時間漬け込む。
❷小松菜は下ゆでしてから食べやすい大きさに切っておく。プチトマトは半分に切る。しめじは食べやすい大きさにほぐしておく。
❸熱したフライパンにオリーブ油を入れ、もも肉を皮目から入れて焼き目をつける。六分通り火が通ったら、裏返して蓋をし、中火で中まで火を通す。
❹肉をとりだした2のフライパンで、そのままつけあわせの野菜を炒める。

葉野菜でビタミンと植物栄養素を

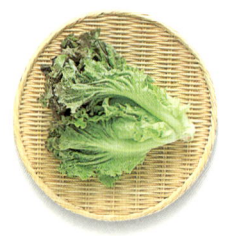

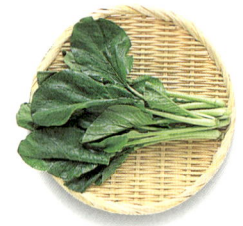

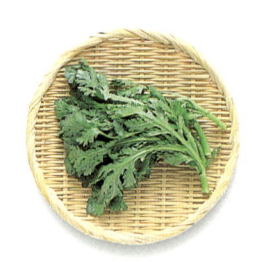

小松菜やほうれん草など、空に向かって元気にのびる葉野菜は、ビタミン類が豊富です。

さらに、野菜には植物栄養素と呼ばれる成分がたくさんふくまれています。植物栄養素には病気を予防するなどのすぐれた効果があるといわれ、これまでに数千種が見つかっています。

たとえば、クロロフィル（葉緑素）もそのひとつです。葉野菜の緑色は、クロロフィルという色素成分で、からだにとてもいい働きをしてくれるのです。でも、ひとつの野菜にすべての植物栄養素が入っているわけではありません。ですから、できるだけ多種類の野菜を、バランスよくとるように心がけましょう。なかでも、小松菜やキャベツ、白菜など、アブラナ科の葉野菜は、栄養価に富んでいます。大根やかぶも同じアブラナ科ですから、葉の部分も捨てないで利用してくださいね。

葉野菜のほかに、トマトやピーマン、ナス、きゅうり、かぼちゃなどの果菜も、ビタミンや植物栄養素が多く、しっかりと食べたい野菜です。果菜は夏に旬を迎えるものが多いので、夏のおすすめレシピで主に紹介しています（P.42〜参照）。

葉野菜や果菜には、生で食べてもおいしい野菜がいろいろあります。生の野菜には、代謝を活発にしてくれる酵素がたくさん入っているので、野菜の量の1割くらいはサラダや浅漬けなどにして、生でとるようにしましょう。野菜サラダにするときは、ビタミンCがとけださないように気をつけましょう。よく水切りしたあと、亜麻仁油などの油で野菜全体をコーティングしてからビネガー類をかけます。

どうしても生野菜がとれないときは、果物を食べましょう。ただし果物は、食後30分以上たってからとること。中和作用で、消化能力が低下することがあります。

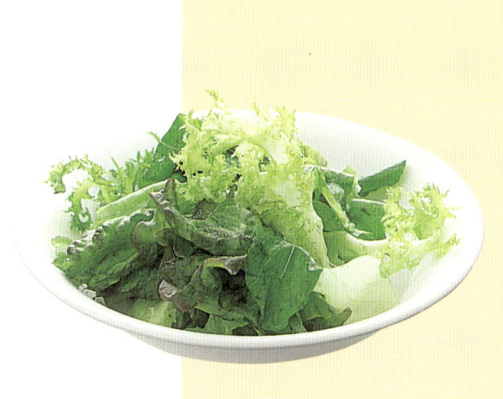

トスド・サラダ

野菜にオイルをふりかけて、ポンポンと「トス」してつくります。全体をまんべんなく油の膜に包むのが、栄養分を逃がさないコツ。

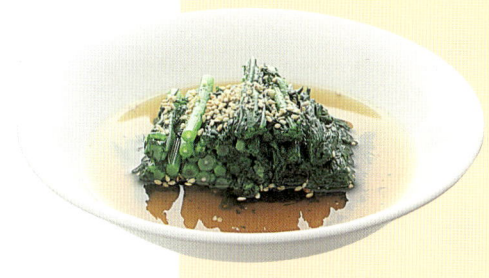

おひたし

葉野菜をゆでてストックしておき、だし（P.111参照）にひたせば、いつでも野菜メニューを一品追加できます。便利な定番メニュー。

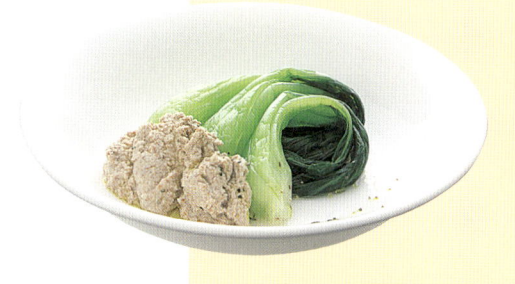

スチームド・ベジタブル

葉野菜の栄養を逃がさないのが、スチームという調理法。良質な旬の野菜をこうして食べると、本来のおいしさがしっかりと味わえます。

recipes
葉野菜でビタミンと植物栄養素を

トスド・サラダ
（2人分）

好みの葉野菜　300ｇ
　（レタス・サニーレタス、エンダイブ、ルッコラなど）
亜麻仁油　大さじ１～1.5
タラゴンビネガー（P.107参照）
　大さじ２～３

❶野菜は洗って、十分に水気を切っておく。水をしっかり切っておくと、栄養分が水分にとけだすのを防げる。
❷大きなボウルに、野菜を食べやすい大きさにちぎって入れる。
❸亜麻仁油を野菜全体にまわしかけ、大きなスプーンなどで宙を舞うようにトスして、全体に薄い油の膜をつくる。
❹タラゴンビネガーをその上からまわしかけ、さらにトスする。ビネガーをかけた後は、野菜がしおれないよう、手早く数回トスするだけでよい。

おひたし
（2人分）

好みの青菜（春菊、ほうれん草、小松菜など）　１束
基本のだし（P.111参照）　300cc
酒　大さじ　１～
醤油　大さじ　１～
塩　ひとつまみ

❶青菜を沸騰した湯の中で、沸点を保ちながら少量ずつゆでていき、湯からあげたらすぐに冷水にくぐらせる。水気を軽くしぼり、食べやすい大きさに切る。
❷１を酒、醤油、塩で調味した基本のだし汁にひたす。

スチームド・ベジタブル
（2～3人分）

ちんげん菜など好みの青菜　4～5株
亜麻仁油　適量

❶蒸し器の底から約1cmまで水を入れて加熱し、沸騰したところで青菜を入れ、蓋をして2分くらい蒸しあげる。蒸しすぎに注意すること。
❷蒸しあがったら蒸し器からとりだし、冷水をくぐらせて、水気を軽くしぼる。
❸亜麻仁油をかけ、ナッツソースを添える。

＜ナッツソース＞
くるみ　30ｇ
アーモンド　30ｇ
水　60cc
レモン汁　10～20cc
塩　適量
白胡椒　適量

❶くるみ、アーモンドは、グレイダーまたはすり鉢などですりおろしておく。
❷1に残りの材料をすべて加え、混ぜあわせる。

青菜を上手に食べるコツ

葉野菜の中でも、小松菜やほうれん草などの青菜は、とてもデリケートな野菜です。栄養を逃さずに、シャキッとおいしくゆでるコツを覚えておきましょう。
ポイントは、たっぷりのお湯で2～3株ずつさっとゆでること。葉のほうを手で持って、根元の部分を10秒ほどお湯にひたしてから、お湯の中に青菜を放ちます。5～10秒たったら引きあげて流水にさらします。お湯の量が少なかったり、一度にたくさんの青菜を入れてしまうと、お湯の温度が急激に下がって、それだけ加熱時間が長くなってしまいます。
また、ゆでるときに塩は入れません。元気な葉野菜なら、お湯だけで鮮やかな緑色にゆであがります。塩を入れると、浸透圧の関係で、葉野菜の栄養素がお湯の中にとけだしてしまいます。

青菜はそのままにしておくと、すぐに傷んでしまうので、残った青菜もいっしょにゆでておきましょう。根元と葉先を1株ずつ交互に並べてくるくるとラップで包み、冷蔵庫に保存しておけば、2～3日はだいじょうぶです。
あとは、使いたいときに使いたい分だけ、ラップごと切ってしまうと便利です。1株ごと互い違いにしてあるので、葉と茎がバランスよく食べられます。そのままみそ汁の具にしたり、小さく刻んだものに塩をしてごはんに混ぜれば、菜めしのできあがりです。たったこれだけのことですが、栄養価は大きく違ってきます。
大根やかぶの葉も同じようにゆでて冷蔵しておけば、手間なく使えてムダにすることもありません。毎日の食事では、こういったちょっとした工夫がとても大切ですね。

根菜で食物繊維を
たっぷりと

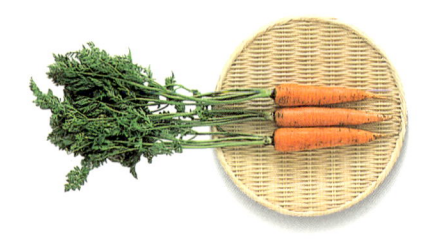

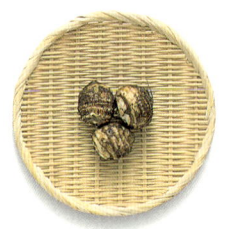

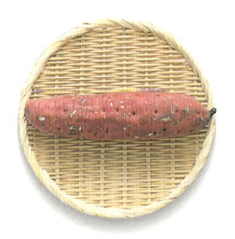

土の中にできる食用の根や茎を、根菜と呼びます。ごぼう、にんじん、大根、さといも、れんこんなど、見た目はちょっと地味な野菜たちですが、どれも滋味あふれる深い味わいがあります。
根菜は、土から吸収したミネラル分をたっぷりとふくんでいます。また、食物繊維の宝庫でもあります。食物繊維は、腸の健康に欠かせない栄養素です。特に日本人は腸が長いので、根菜で食物繊維をしっかりとって、腸の中をこまめにそうじしておくことが大切です。
根菜というと、「下ごしらえが大変」と敬遠されがちですが、実際はいろいろな点で便利な野菜です。ほとんどの根菜は、そのまま風通しのいい場所においておけば長持ちしますし、根菜の料理は、たいていつくりおきがききます。使いかけが残ってムダにしてしまうという人は、残った根菜を適当な大きさに切って、蒸しておきましょう。これを保存容器に入れて冷蔵しておけば、スープやみそ汁の具にしたり、そのまま亜麻仁油やオリーブ油、ソースなどをかけて、スチームド・サラダとしていただくこともできます。あっというまに、食べきってしまいますよ。
また無農薬の有機野菜が手に入ったら、大根やにんじん、かぶ、じゃがいも、さつまいも、れんこんなどは、ぜひ皮ごと食べてください。ごぼうもたわしでよく洗うくらいでだいじょうぶ。皮には野菜の風味やうま味が集まっていて、栄養価も高いのです。また、質のよい野菜であれば、アク抜きをしなくても、おいしく食べられます。
根菜って、なかなかのものでしょう。毎日の食事で底力を発揮してくれること間違いなし。葉野菜と同様に根菜もできるだけ多種類を食べて、植物栄養素を幅広くとるように心がけてくださいね。

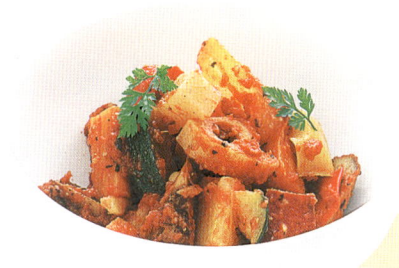

和野菜のラタトゥイユ

根菜をたっぷりとりたいときのおすすめレシピ。ルーツは日本のお煮しめです。たっぷりつくって次の日にも。冷えても美味です。

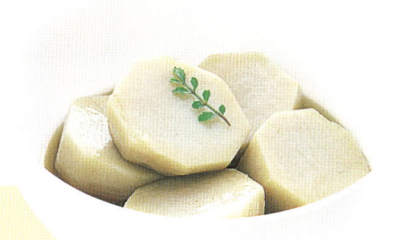

さといもの煮物

この煮物をマスターすれば、どの野菜にでも応用できます。慣れてきたら、自分の舌にあわせて「私の煮物の味」をつくってください。

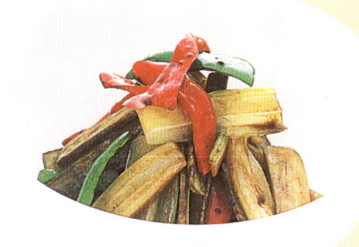

洋風きんぴら

きんぴらを、白ワインとバルサミコ酢で洋風に。たくさん野菜が食べられるよう、濃すぎない味つけにアレンジした自慢のレシピです。

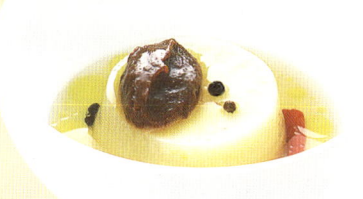

ふろふき大根

定番のふろふき大根をひと工夫。ベイリーフ、セロリ、パセリなどの香味野菜とあわせれば、お洒落なお惣菜に。季節を問わず楽しめます。

recipes

根菜で食物繊維をたっぷりと

和野菜のラタトゥイユ
（5人分）

にんにく　1片
ごぼう　1/2本
れんこん　1/2本（100g）
玉ねぎ　中1/2個
にんじん　中1本
さつまいも　1/2本
ズッキーニ　1本
パプリカ赤と黄　各色1/2個
こんにゃく　1/2枚
トマト缶　1缶
粒コリアンダー　小さじ2
ドライバジル　小さじ2
オリーブ油　50cc
塩　小さじ2

❶にんにくは薄皮をむいて縦半分に切り、芯をとりのぞいて木べらの背などでつぶしておく。
❷ごぼうは長さ4cmのななめ切りにし、れんこんは1cm厚のいちょう切りにする。玉ねぎは2cm幅のくし切りにする。にんじん、さつまいも、ズッキーニはひと口大の乱切りにし、パプリカは種をとって3cm角に切る。
❸こんにゃくは洗って湯通しし、1.5×3cm大の薄い短冊切りにする。
❹コリアンダーは、すり鉢またはミルサーなどでつぶしておく。
❺トマト缶はトマトをスプーンなどでつぶし、別の小鍋で2/3量まで煮詰めておく。
❻熱した鍋にオリーブ油とにんにくを加え、香りがでてほんのり色づくまで弱火で炒める。
❼6の鍋に、ごぼう、にんじん、れんこん、さつまいも、玉ねぎ、こんにゃく、パプリカ、ズッキーニの順に、弱火から中火で炒め、全体に五分通り火を通す。
❽4のつぶしたコリアンダーを加え、塩の半量を加える。
❾鍋をふって全体を混ぜ、蓋をしてひと呼吸おいて、5のトマトを加える。
❿約20分して全体に火が通ったら、ドライバジル、残りの塩を加えて味を調える。

さといもの煮物
（5人分）

さといも　10個
基本のだし（P.111参照）　500cc
酒　大1.5〜
醤油　大1.5〜
塩　ひとつまみ

❶さといもはよく洗って半乾きにし、皮をむく。
❷1のさといもをひと口大に切って鍋に入れ、酒、醤油、塩で調味した基本のだしを、ひたひたになるくらい注ぎ、約20分煮ふくめる。

洋風きんぴら
（5人分）

ごぼう　1/2本
れんこん　1/2本（100g）
セロリ　1本
ピーマン緑と赤　各1個
オリーブ油　大さじ2
白ワイン　大さじ1
塩　適量
バルサミコ酢　大さじ1.5

❶ごぼう、れんこん、セロリ、ピーマンを、それぞれ1×5cm大で2mm厚の短冊切りにする。
❷熱したフライパンにオリーブ油を入れ、ごぼう、れんこん、セロリ、ピーマンの順に強火で炒め、白ワインをさっとまわしかける。
❸さらに蓋をして、しゃっきり感が残る程度まで火を通し、最後に塩、バルサミコ酢で味を調える。

ふろふき大根
（5人分）

大根　20cm
亜麻仁油　適量
A
┌ ベイリーフ　1枚
│ セロリの葉　3枚
│ パセリの茎　4〜5本
│ コリアンダー　5〜6粒
└ 鷹の爪　1/2本
B
┌ 赤みそ　45g
│ 白みそ　45g
│ オリーブ油　100cc
└ 水　大さじ1

❶大根は3cm厚の輪切りにし、皮をむく。味がしみこみやすいように、平らな面に浅く十文字の切れ目を入れる。
❷鍋に1とAを入れ、水をひたひたになるくらい注ぎ、蓋をして約30〜40分煮る。
❸Bを混ぜあわせる。
❹やわらかく煮えた2の大根を器に盛りつけ、3を添えて、亜麻仁油をたらしていただく。
＊大根が余ったら、縦に切ってざるに並べて陰干しし、水分がとんだらそのまま保存して干し大根に。保存がきき甘味が増して、少量の醤油と酒であえるだけで、おいしくいただける。

調味料は本物主義で
調味料の選び方

毎日使うものだから、調味料の品質にはぜひこだわってほしい。シンプルなレシピだからこそ、上質な調味料が映えるのです。まずは素材と製法に注目を。香料・添加物を使用していないものを、できるだけ選んでください。本物の味は歴然と違います。調味料選びのポイントを紹介しますので、参考にしてみてください。

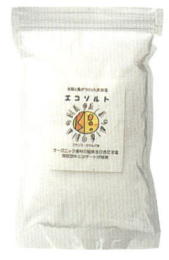

塩
ミネラルなど多くの栄養素がふくまれているので、塩は天然塩を。味が濃いので、少量でからだが満足します。

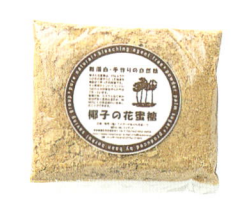

砂糖
使うなら、精製していないものをチョイス。砂糖の詳細はP.26を参照してください。

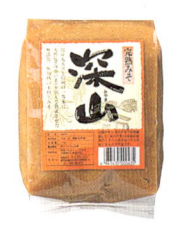

みそ
まずは天然醸造であること。香料・添加物などをふくんでいないものを、できるだけ選んでください。

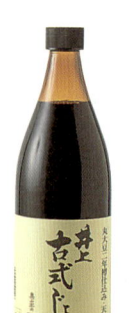

醤油
みそと同様、天然醸造で香料・添加物をふくまないものを。いいものを使えば、少量つけるだけでお刺身などの味が格段に違います。

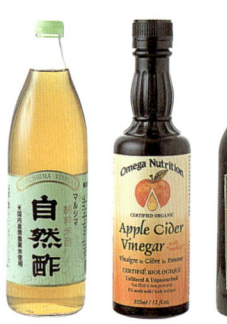

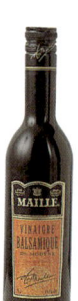

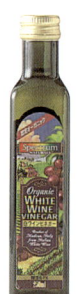

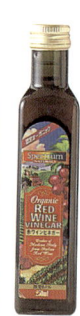

酢
りんご酢、バルサミコ酢、ワインビネガーなどもそろえると、料理の幅がひろがります。どれも天然醸造のものを。

ひと手間でおいしい かんたん調味料レシピ

上等な調味料が手に入ったら、今度はほんのひと手間アレンジを加えたオリジナル調味料をつくりませんか。どれも一度使ったらやめられないおすすめばかりです。ぜひおためしあれ！

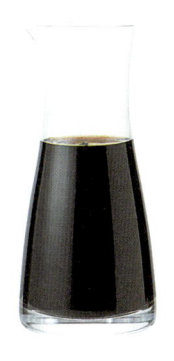

昆布醤油

昆布をつけておくだけで、うま味が増して深い味に。ゆでたての素うどんや、豆腐にたらすだけで美味！

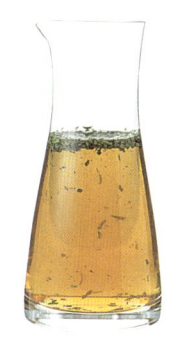

タラゴンビネガー

タラゴンというハーブを酢に漬け込みました。じゃがいもや肉、魚にぴったり。ドレッシングのビネガーにも。

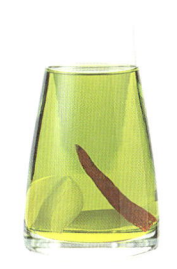

にんにくとうがらしオイル

野菜や魚、肉をソテーするときに使えば、ひと味ちがう一品に。パスタ料理やドレッシングのオイルにも。

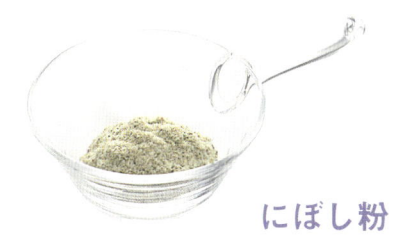

にぼし粉

即席だしとして使います。だしをとる時間がないときでも、これがあれば、あっというまにおみそ汁がつくれます。

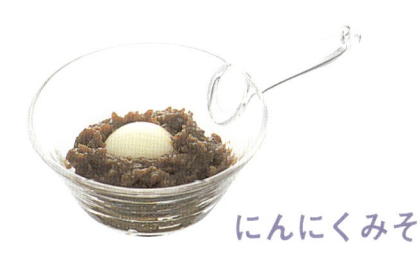

にんにくみそ

このみそをといてつくる「みそ煮込みうどん」は幸せの味。漬け終わったにんにくもおかずに薬味に、大活躍。

recipes

ひと手間でおいしい　かんたん調味料レシピ

昆布醤油

醤油　250cc
昆布（幅5×7cmくらいのもの）
2枚

❶醤油に昆布をひと晩漬け込む。翌日から使える。
＊10日たったら昆布をとりだせば、冷蔵で約1カ月間保存可。
＊とりだした昆布は、細切りにして、おかずやおつまみに。

タラゴンビネガー

米酢　350cc
白ワインビネガー　小さじ1
白ワイン　小さじ1
ドライタラゴン　小さじ2
塩　小さじ1
こしょう　少々

❶材料をすべてあわせる。味は変化していくが、つくってからすぐに使える。
＊冷蔵で約1カ月間保存可。

にんにくとうがらしオイル

にんにく　2片
鷹の爪　2本
オリーブ油　250cc

❶薄皮をむいたにんにくと、そのままの鷹の爪を、オリーブ油に漬け込む。翌日から使える。
＊常温で約1カ月間保存可。

にぼし粉

煮干し　適量

❶頭とはらわたをとりのぞき、こがさないように、空炒りして水分をとばす。
❷1をミルサーでひいて粉末にする。
＊冷蔵で約1週間保存可。

にんにくみそ

赤みそ　500g
大粒にんにく　10〜12個

❶薄皮をむいたにんにくを、そのままみそに漬け込む。1週間後から使える。
＊普通のみそと同様に保存可。

牛乳、乳製品について

牛乳やヨーグルト、チーズなどの乳製品は、必ずしもとる必要はありません。ときどき、すごくおいしいカフェオレをつくって楽しむくらいなら問題ありませんが、くれぐれもとり過ぎないようにしてください。

特に、牛乳にふくまれるたんぱく質（アミノ酸）は分解されにくく、からだの中でうまく使うことができません。余分なアミノ酸はからだにとって負担なので、からだはこれを処理しようとするのですが、その結果、骨として蓄えられていたカルシウムが消費されることにもなりかねないのです。カルシウムをとるために、牛乳をせっせと飲んでいる人がいますが、僕はおすすめしません。

また、日本人には乳糖を分解する酵素が少ない人が8割以上といわれますが、そういう人が牛乳を飲むと、お腹の調子が悪くなってしまいます。

牛乳や乳製品は、あくまで嗜好品と考えましょう。たんぱく質はごはんと豆から、カルシウムは野菜や海藻などからしっかりとるのがベストです。

つくりおくと便利
おいしさの秘密ストック

食生活を変えたくても、毎日忙しくてままならない！　そんなあなたのお助けストックです。時間のあるときにつくっておけば、おいしい一品がすぐできる頼れるストックたち。上手に使いこなすことが、ナチュラルなからだへの近道です。

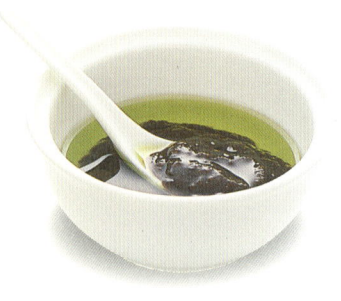

みそバルサミコソース

お肉などを漬けて焼いたり、そのまま野菜にかけたりして使います。意外な組みあわせだけれど、絶妙な味。

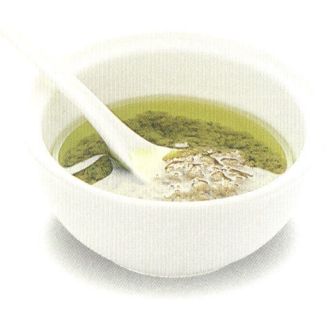

バーニャカウダソース

にんにくのきいたこのソースを常備しておくと、野菜を食べる機会が格段に増えます。スチーム野菜などに。

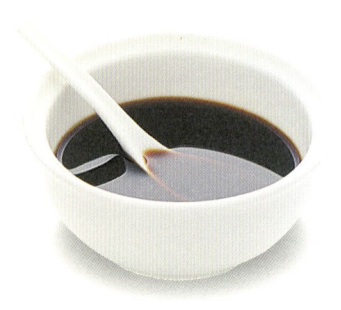

八方だし

おいしさは太鼓判。一番だしと二番だしがとれますので、用途にあわせて使いわけてください。

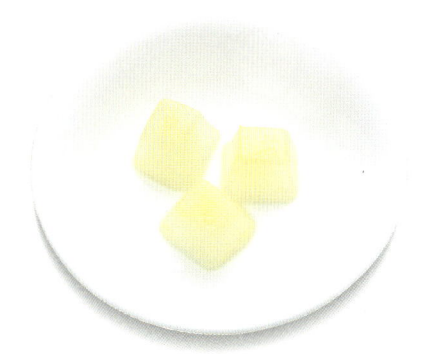

基本のだしキューブ

和食のベースになるだしをまとめてキューブ状に冷凍しておけば、使いたい分だけ使えてとても便利です。

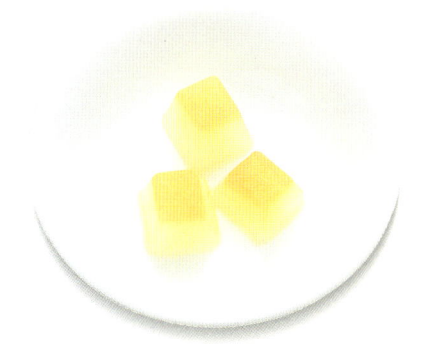

豆のだしキューブ

豆の煮汁もむだにしません。煮込み料理やスープに入れれば、かんたんに豆の栄養素をプラスできます。

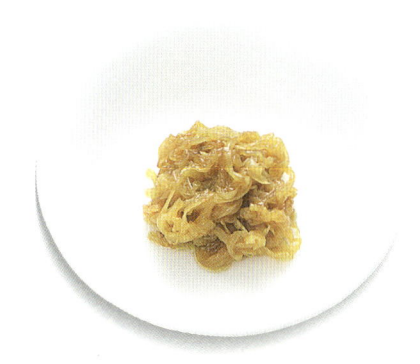

玉ねぎペースト

時間がないとき、スープに加えたり、パンにのせたり、パスタとあえてもおいしい。味にぐっと深みがでます。

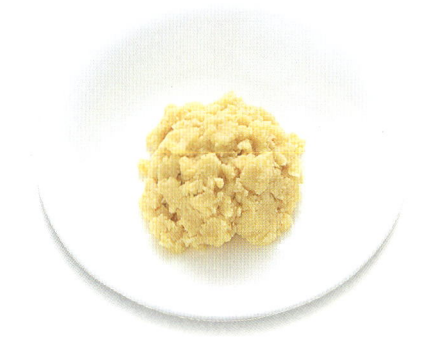

豆ペースト

チキンやお魚の中に入れてまいたり、オリーブ油やクイパーを入れて、アレンジしたり。応用のきくペーストです。

recipes
つくりおくと便利　おいしさの秘密ストック

みそバルサミコソース

みそ　大さじ2
バルサミコ酢　小さじ2
赤ワインビネガー　小さじ2
赤ワイン　小さじ2
オリーブ油　大さじ3

❶材料をすべてあわせ、よく混ぜあわせる。
＊冷蔵で約1カ月間保存可。

バーニャカウダソース

にんにく　15片
アンチョビ　30g
オリーブ油　200cc
オレガノ　小さじ1/2
塩　適量
胡椒　適量

❶にんにくは薄皮をむき、縦に半分に切って芯をとりのぞく。
❷熱した小鍋にオリーブ油と1のにんにくを入れ、弱火でゆっくりと加熱する。
❸にんにくがやわらかくなったらとりだし、裏ごし器やざるで裏ごす。
❹2の小鍋に3のにんにく、アンチョビをみじん切りにしたものを加えて弱火にかけ、アンチョビに火が通るまで2～3分加熱する。
❺塩、胡椒で味を調え、最後にオレガノを加える。
＊冷蔵で約2～3週間保存可。

八方だし

かつお節　20g
昆布　20g
干ししいたけ　20g
酒　200cc
醤油　600cc
みりん　200cc

＜一番だし＞
❶鍋に材料をすべて入れ、7～8時間おく。
❷鍋を火にかけて煮立ったらとろ火にして、約3分煮詰めてから、キッチンペーパーやさらしなどでこす。
＊冷蔵で約1～2カ月間保存可。
＊薄めてうどんやそばの汁やつけだれに。きんぴらの味つけや、あえもののたれにも。

＜二番だし＞
❶一番だしをこした残りに水800ccを加え、約15分煮る。
＊冷蔵で約2～3日間保存可。
＊煮物などのだしとして使用する。

基本のだしキューブ

昆布　10cm
かつお節　30g
塩　ひとつまみ
水　600cc

❶鍋に水と昆布を入れて火にかけ、沸騰寸前に昆布をとりだし、弱火にしてかつお節を加え、さらに約3分煮だす。
❷火をとめて塩をひとつまみ入れ、かつお節が沈んだらキッチンペーパーやさらしなどでこす。
❸完全に冷めてから、製氷皿などでキューブ状に凍らせてストックする。
＊濃いめのだしがとれるので、料理する際は体調や好みで、使う量を調節する。また酒、醤油、塩で調味するレシピでは、だしを火にかけて味見しながら、その日のからだが欲しがっている味の濃さに調味すること。

豆のだしキューブ

ひよこ豆・大豆など（ただし無農薬
　の豆に限る）　適量

❶豆をゆでた際のゆで汁の残りを、完全に冷めてから、製氷皿などでキューブ状に凍らせてストックする。

玉ねぎペースト

玉ねぎ　適量
オリーブ油　適量

❶玉ねぎを、薄切りにする。
❷熱した鍋にオリーブ油を入れ、玉ねぎを薄いキツネ色になるまで、弱火で炒める。
＊冷蔵で約4〜5日間、冷凍で約1カ月間保存可。

豆ペースト

ひよこ豆　1カップ
オリーブ油　適量
塩　適量

❶ひよこ豆はさっと洗って、2.5〜3倍の水で7〜8時間前からもどしておく。
❷1の豆がもどったら、手でつぶれるくらいまで、やわらかめにゆでる。
❸ゆで汁をしっかりと切ってから、フードプロセッサーやこし器などで、ペースト状にする。
❹固さをみて、固ければゆで汁を少量加えてからオリーブ油を加え、マッシュポテトくらいの固さになるようのばす。オリーブ油は、味見しながら大さじ2までを目安に入れる。
❺塩を加えて味を調える。
＊冷蔵で約2〜3日間、冷凍で約1〜2週間保存可。

ちょっとまじめな油の話

ナチュラルなからだのためには、油のとり方がとても重要です。油はからだにとって欠かせないもの。それなのに「油は太る」「油はからだに悪い」など、油に関する誤解が多いのも事実です。そこでちょっと長くなりますが、ここで大切な油の話をさせてください。

fat（脂）ではなくoil（油）を

油は毎日とる必要があります。ここでいっている油というのは、ごま油やオリーブ油など、常温で液体になる「油（oil）」のことです。

油がからだに悪影響をもたらすのは、間違ったとり方をしているから。正しい油をきちんととれば、太ったり、とり過ぎたりすることもないのです。

常温で液体になる油（oil）のほかに、バターやラードのように常温で固体になる「脂（fat）」もありますが、脂は肉にもふくまれているので、肉食に偏りがちな現代では、むしろとり過ぎが心配されています。ときどき上質なお肉をいただいたり、たまに香りづけにバターを使う程度で十分だと思います。

からだに不可欠な
オメガ3とオメガ6

油はからだの中でとても重要な働きをします。エネルギー源となるだけでなく、細胞膜やホルモンの原料にもなるのです。

もちろん、とった油がそのまま細胞膜やホルモンになるわけではありません。油は主に脂肪酸という分子で構成されていますが、からだはとり込んだ脂肪酸を、必要に応じて種類の違う脂肪酸につくりかえながら利用しているのです。

脂肪酸の中には、からだに必要なのに自分ではつくりだせないものもあります。それがオメガ3とオメガ6タイプの脂肪酸です。聞き慣れない名前ですが、脂肪酸のグループ名のようなものと思ってください。このオメガ3とオメガ6の脂肪酸は、必ず食事からとらなければならないので「必須脂肪酸」と呼ばれています。

知っておきたい油の特徴

	代表的な油	熱適性	働き
意識して とり入れたい！ オメガ3グループ （αリノレン酸など）	亜麻仁油 シソ油 エゴマ油	加熱できない ※使用例 サラダなどにかけ そのまま食べる	・血液粘度を下げる ・アレルギーの緩和 ・細胞膜、ホルモン 　をつくる ・免疫力をたかめる
ほどほどに とりたい オメガ6グループ （リノール酸など）	ごま油 コーン油 紅花油 パンプキン油 ひまわり油	100℃までの軽い 加熱調理用 ※使用例 炒め物などの 最後の香りづけに	・とり過ぎるとアレ 　ルギーが激化する 　ことがある ・細胞膜、ホルモン 　をつくる
加熱調理には これ！ オメガ9グループ （オレイン酸など）	オリーブ油 アボカド油	加熱に向く ※使用例 炒め物 揚げ物などの 加熱調理全般に使用	・エネルギーの源 ・心臓にやさしい

意識してとりたいオメガ3

表を見ると、オメガ6を多くふくむ油は、ごま油、コーン油、紅花油など身近な油が中心です。一方のオメガ3は、亜麻仁油、シソ油、エゴマ油などあまり見かけない顔ぶれですね。

オメガ3とオメガ6は一定のバランスでとる必要があります。その割合については諸説ありますが、僕は1（オメガ3）:2（オメガ6）くらいが理想と考えています。現代ではオメガ6に極端に偏りがちで、大部分の日本人が1:10もしくはそれ以上になっているとの報告もあります。1:10以上に開くと、血液の粘度が増す、アレルギー症状が激化するなど、さまざまな弊害がでてくるので、最低でも1:10以内に抑えることが重要です。

そのためにはまず、亜麻仁油などオメガ3の油を食生活にとり入れる必要があります。また、オメガ3はあじやいわし、さんま、さばなどにもふくまれていますので、魚を食べるときはこういった魚を積極的にとりましょう。

加熱にはオリーブ油

注意したいのは、オメガ3とオメガ6の油が、加熱に向かないということです。熱を加えると、どちらも酸化してしまうのです。酸化した油は百害あって一利なし！ 炒め物などの加熱調理には、酸化に強いエクストラヴァージンのオリーブ油をおすすめします。オリーブ油はオメガ9の脂肪酸（オレイン酸）を多くふくむ油です。このオメガ9は必須脂肪酸ではありませんが、酸化に強いという利点に加え、血管系のトラブルを予防する効果もあるので、とり入れる価値のある油です。

オメガ3の油は特に酸化が激しいので、生のままドレッシングやソースとして使います。オメガ6の油は、汁物や炒め物の最後の仕上げに加えるなどして使ってください。

油は上質なものを

油の「質」も、とても重要です。いく

ちょっとまじめな 油の話

きちんととれば とり過ぎない

現代の食生活では、オメガ3が不足する一方で、よほど気をつけていないと大量のトランス型脂肪酸をからだにとり込んでしまいます。特に、ファストフードやコンビニのお弁当、インスタント食品などを中心とした偏った食事をしていると、その傾向に拍車がかかります。

このような状態では、食べても食べてもまた油っこいものが食べたくなります。からだはオメガ3の油を欲しているのに、それが満たされないからです。油がからだに悪いとか、油は太るというのは、この悪循環に陥った結果起こっていることなんですね。

こういうときは、積極的にオメガ3の油をとってください。そして、とっている油の質を見なおしてみてください。それだけで、からだは満足してしっくりと落ちつき、油に対する過剰な欲求はなくなります。

ら油がからだに必要でも、その油が質の悪いものなら、かえってからだにダメージを与えてしまうからです。

一般にでまわっている油の多くは、安いコストでたくさんの量をとるために、原料に高熱をかけて、さらに大量の化学薬品を使っています。そのため製造の過程で、脂肪酸が変質してしまうのです。

変質した脂肪酸を「トランス型脂肪酸」といいますが、トランス型脂肪酸は、からだにさまざまな悪影響を及ぼすといわれています。残念なことですが、現在ほとんどの飲食店や加工食品に使われている油は、このような油なのです。

よい油を選ぶ基準としては、低温で原料をプレスする「低温圧搾法」という製法がひとつの目安になりますが、これも表示の仕方にばらつきがあるので一概にいいとはいえません。現時点では確かなメーカーの油を選ぶというのがベストの方法でしょう（P.119のとり寄せリスト参照）。

おわりに

子どもの頃から、決められた学校のカリキュラムが嫌いで、記憶力頼みの勉強は大の苦手でした。でも、整体と料理（栄養学）のことならば、楽しくて、いつまででも学び続けることができる。それが僕の特技でした。このふたつは、まったく別のことのようだけれど、僕には、違った表現方法をとったひとつのメッセージのように思えるのです。

僕の思いはただひとつ。人生を楽しむために、こころもからだも自立しようとするすべての人の、お手伝いをすること。自分のからだと向きあうことは、自分のあるがままの姿を知る旅です。その感覚を自らの力で感じ、もっと日々の生活の中で楽しんでほしい。だから、僕が学び、発見し、感動してきたことを、できるだけ多くの人といろいろな形で分けあいたいと、いつも思っています。この本は、そのひとつの形です。

ばらばらに勉強してきたふたつの要素が、僕の中でひとつにまとまった十数年前、すでにこの本の萌芽はあったんだと思います。こうして結実するまでの日々は、決して短いとはいえないけれど、この本が、僕という著者を気長に待ち続けてくれていたように感じています。

忙しい日々の中、協力を惜しまなかった心強い僕の同志、キヨズ・キッチンの福永敏之、大澤秀一、佐藤有紀、佐々木みどりの諸君に、また、編集の過程で苦労をともにしてくれたブロンズ新社の若月眞知子さん、山縣彩さんと、編集協力の都島由佳さんに、そしてこの本を書くきっかけを与えてくれた親友、なんべえ（鈴木幸一）に、深甚の感謝を捧げて筆をおきます。

この本が、本棚におさまってしまうことなく、いつもみなさんの身近にあり、表紙がぼろぼろになるくらい、繰り返し手にとっていただけることを願って。

2002年12月

南 清貴

おすすめのとり寄せリスト

著者のおすすめの食材とP.93の鍋の入手先をご紹介します。

生命農法研究会 〒321-4217　栃木県芳賀郡益子町生田目526-1 TEL0285-72-9108　FAX0285-72-6444 定休日／日	無農薬の野菜や穀類、良質な卵などを生産、販売している。野菜セット（3000円～）などがある。通販は電話またはFAX注文。
益子GEF（ジェフ） 〒321-4305　栃木県真岡市荒町35-2 TEL0285-80-1751　FAX0285-80-1752 定休日／日	無農薬の野菜や米、無添加調味料などを生産、販売している。野菜セット（2300円～）などがある。通販は電話またはFAX注文。入会金1000円が必要。
(有)ケンコウ 〒182-0013　東京都調布市深大寺南町4-9-1 TEL0424-84-0376　FAX0424-85-8550 定休日／土・日	信頼のおける国産の豆類、穀類、粉類、海草類、油、みそなど、自然食品全般を販売している。つくだ煮も種類が豊富。通販は正午までに電話またはFAX注文。
(有)もやし研究会 〒111-0043　東京都台東区駒形2-1-20 TEL03-3841-3064　FAX03-3841-3319 定休日／土・日・祝	無農薬の豆類、穀類、ドライフルーツなど、自然食品全般を販売している。著者のおすすめするP.86の擬穀物アマランス粒（1kg1080円）も、ここで入手できる。通販は電話またはFAX注文。
水松園　吉川照美（きっかわ　てるみ）さん 〒399-3701　長野県上伊那郡飯島町田切2729 TEL＆FAX0265-86-3278 定休日／なし	無農薬栽培のおいしいコシヒカリを生産、販売している。著者のおすすめする三分づき米（5kg2800円）も注文できる。五分、七分も対応可。通販は電話またはFAX注文。
(有)井上醤油店 〒699-1622　島根県仁多郡仁多町大字下阿井1430-2　TEL0854-56-0341　FAX0854-56-0342 定休日／土・日・祝	伝統的な製法で、昔ながらの上質な醤油を生産、販売している。P.106の写真の古式じょうゆ（900ml 700円）などがある。キヨズ・キッチンでも使用している天然醸造のおすすめの醤油。通販は電話またはFAX注文。
平出油屋 〒965-0851　福島県会津若松市御旗町4-10 TEL0242-27-0545　FAX0242-27-2363 定休日／日・祝	なたね油、ごま油の専門店。昔ながらの玉絞り圧搾という製法で、丁寧につくられた食用油を生産、販売している。なたね油（720ml 850円）など。通販は電話またはFAX注文。
(有)アトワ 〒980-0811 宮城県仙台市青葉区一番町2-2-30 TEL022-716-7538　FAX022-297-3177 www.rakuten.co.jp/atowa　定休日／日・月	カナダの有機油メーカー、オメガニュートリジョン社の総日本代理店。著者のおすすめするオメガ3の豊富な亜麻仁油（237ml 1600円）をはじめとした良質な油を入手できる。通販は電話、FAXまたはネット注文。
oisix（おいしっくす） 〒141-0022　東京都品川区東五反田1-21-10 （本社所在地） TEL0120-016-916　FAX03-5447-2907 www.oisix.com　定休日／なし	有機、無・減農薬野菜をはじめとした「子どもに安心して食べさせられる」食材を扱う食品通販。1品から手軽に注文できる。通販は電話、FAXまたはネット注文。ＨＰが充実していて便利。
ビタクラフトジャパン(株) 〒650-0024　兵庫県神戸市中央区海岸通8番神港ビル（本社所在地） TEL0120-04-3300　www.vitacraft.gr.jp/ FAXでの問い合わせ不可　定休日／土・日・祝	アメリカ製ステンレス多層構造鍋ビタクラフトの総発売元。キヨズ・キッチンでもこの鍋は欠かせない存在。直接購入はできないが、最寄りの百貨店で全国どこでも注文が可能。片手鍋（2万円～）など調理にあわせた種類多数あり。

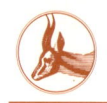

ナチュラルなからだ
季節のリズムにあった
キレイなからだをつくる
食のレシピ&からだレッスン

2003年1月25日　初版第1刷発行

著　者　　南　清貴

撮　影　　奥田高文
イラスト　梅本恭子

装　丁　　坂川事務所
本文デザイン　新垣かほり

発行者　　若月眞知子
編集者　　山縣　彩
発行所　　(株)ブロンズ新社
　　　　　東京都渋谷区神宮前6-31-15-5E
　　　　　03-3498-3272
　　　　　http://www.bronze.co.jp

印　刷　　吉原印刷
製　本　　田中製本印刷

Ⓒ2003 株式会社オプティマル
ISBN 4-89309-280-4 C0077

Special Thanks
編集協力　都島由佳
企画協力　南兵衛＠鈴木幸一

KIYO'S KITCHEN
トータルコーディネイト　佐々木みどり
調　理　福永敏之
　　　　大澤秀一
　　　　佐藤有紀